净化血液 不生病

薛丽君◎编著

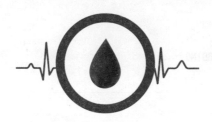

甘肃科学技术出版社

甘肃·兰州

图书在版编目（ＣＩＰ）数据

净化血液不生病 / 薛丽君编著. －－ 兰州：甘肃科
学技术出版社，2017.10（2025.3重印）
ISBN 978-7-5424-2447-1

Ⅰ.①净… Ⅱ.①薛… Ⅲ.①心脏血管疾病－中医治
疗法②脑血管疾病－中医治疗法 Ⅳ.①R259.4
②R277.73

中国版本图书馆CIP数据核字(2017)第236863号

净化血液不生病
JINGHUA XUEYE BUSHENGBING

薛丽君　编著

责任编辑　何晓东
封面设计　智慧芽

出　版　甘肃科学技术出版社
社　址　兰州市城关区曹家巷1号　　730030
电　话　0931-2131575（编辑部）　　0931-8773237（发行部）

发　行　甘肃科学技术出版社　　　印　刷　三河市天润建兴印务有限公司
开　本　720毫米×1016毫米 1/16　　印　张　12　字　数　180千
版　次　2018年1月第1版
印　次　2025年3月第2次印刷
印　数　6001~16 000
书　号　ISBN 978-7-5424-2447-1　　定　价　49.80元

目录

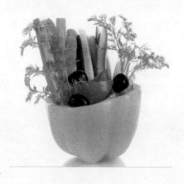

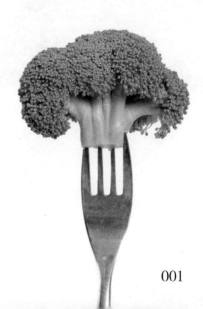

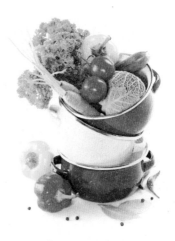
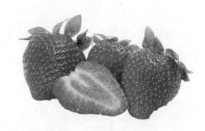

紫菜黄花菜豆腐煲

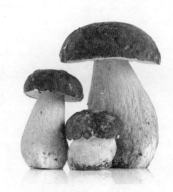

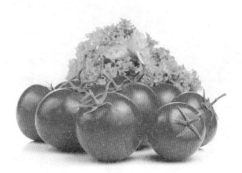

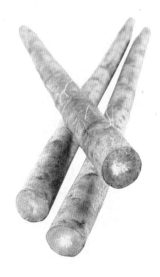

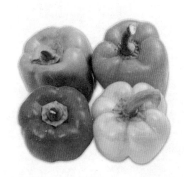

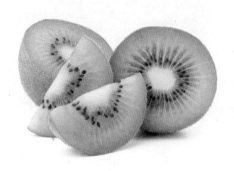

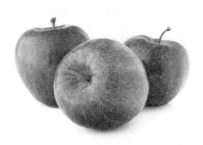

Chapter
04 享受"血管年轻化"的健康生活

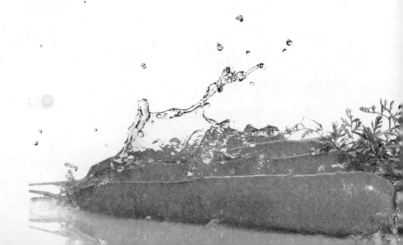

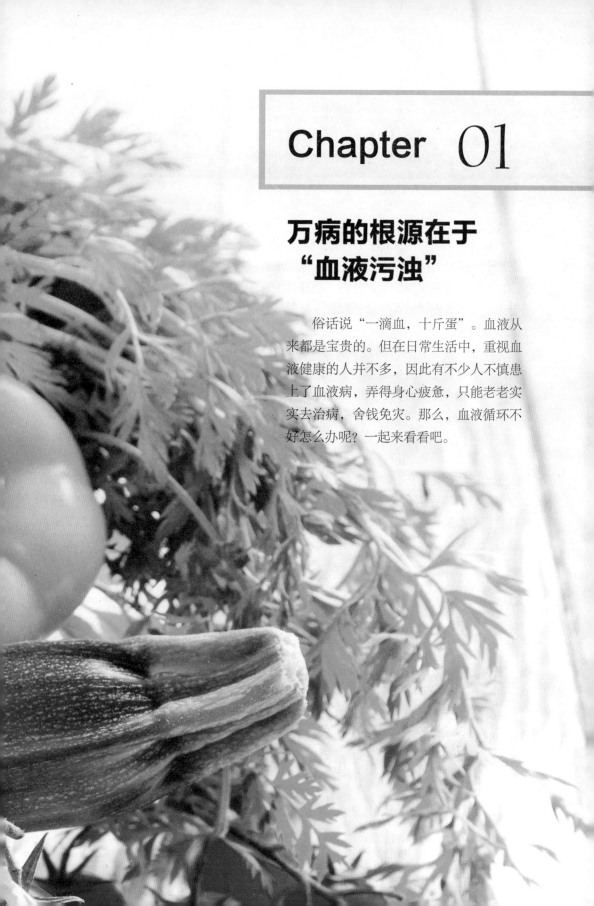

Chapter 01

万病的根源在于
"血液污浊"

　　俗话说"一滴血，十斤蛋"。血液从来都是宝贵的。但在日常生活中，重视血液健康的人并不多，因此有不少人不慎患上了血液病，弄得身心疲惫，只能老老实实去治病，舍钱免灾。那么，血液循环不好怎么办呢？一起来看看吧。

知道吗？你的血管在偷偷老去

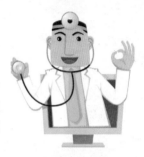

　　血管作为人体的一部分，不仅会随着人体的生长而生长，必然也会随着人体的增龄而老化。人体的血管就像是高速公路，血流就像路上川流不息的汽车把身体的营养运来、废物带走。如果长期"堵车（动脉硬化）"的话，那所有的问题就接踵而来了。

　　很多人以为，只有到老了的时候，才用为我们的血管操心。殊不知，现代人活得越来越累、吃得越来越不健康、运动得越来越少，加速了血管的衰老和损坏。

　　现在很多中青年人虽然表面看起来依然精力充沛，连感冒都很少得，其实身体里的血管已经悄悄老化，慢慢失去弹性。

　　人体的皮肤上都分布着血管。好的血管让人看着就舒服：动脉血管富有活力，血管口径大，管壁光滑，弹性好，输送血液的能力也很强。可有些人的血管不免让人捏一把汗，就像家中的自来水管一样，用的时间长了，管道内壁就要结垢、生锈，逐渐导致管道受阻而无法供水。血液中的"水垢"是指胆固醇、甘油三酯等，它们在血管壁上越积越多，形成如同黄色小米粥样的斑块，久而久之，使血管壁弹力下降，血液流动受阻，最终因缺血而引发心脑血管病。

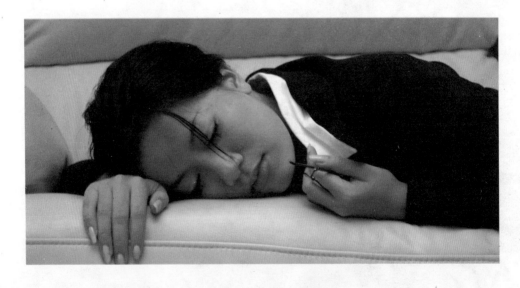

国外有一个"血管年龄自测题"，一起来测试一下，你的血管"年龄"吧!

☐ 1. 情绪压抑　　　　　　　☐ 7. 爬楼梯时胸痛

☐ 2. 过于较真　　　　　　　☐ 8. 手脚发凉，有麻木感

☐ 3. 嗜吃方便面及饼干、点心　☐ 9. 忘性大，经常丢三落四

☐ 4. 偏食肉类食品　　　　　　☐ 10. 血压升高

☐ 5. 不愿运动　　　　　　　　☐ 11. 胆固醇或血糖升高

☐ 6. 每天吸烟支数乘以年龄超过 400　☐ 12. 直系亲属中有人死于冠心病或中风

　　如果你符合其中的 4 项或更少，说明你的血管"年龄"尚属年轻；符合 4 项以上 7 项以下，提示血管"年龄"超过生理年龄 10 岁以上；符合 8 项以上，说明你的血管"年龄"比生理年龄大 20 岁以上。后两种情况的出现，提示你患糖尿病、心脏病、脑中风的可能性较大，到了该调整生活方式的时候了。

　　总的来说，血管功能老化既是年龄老化的自然规律，同时又受多种高危因素的促进。为预防血管提前"衰老"，大家在日常生活中就应该防患于未然，保持良好的生活习惯，规避以下加速血管老化的"杀手"：

吸烟	有研究表明，吸烟人群动脉硬化发病率明显高于非吸烟者，而且前者动脉硬化程度明显加重。
高血压	在中青年人群中，高血压是血管早衰的重要发病诱因。
高脂饮食	高脂肪饮食往往造成高脂血症，促进动脉硬化。
精神压力	生活节奏加快和工作压力大，造成精神紧张，诱发高血压，吸烟、熬夜、酗酒等不良生活习惯以及疾病，这些都是血管衰老的重要因素。
缺乏锻炼	由于工作紧张、交通工具发达等原因，现代人普遍缺乏体育锻炼，出现肥胖，这也是严重血管病变的深层次背景。

现代人血液为何变黏稠

血液是一种流体组织，遍布心血管系统，在心脏的推动下不断循环流动。流经体内任何一个器官的血流量不足，均可能造成严重的组织损伤；人体大量失血或血液循环严重障碍，将危及生命。

什么是血液黏稠？

血液黏稠也被称为血稠，在医学上叫高黏稠血症，中老年人易患，可经血液流变学检查确诊。影响血液黏稠度的主要因素有：

血细胞性因素，如血细胞数量多少、大小、形态，红细胞变形性，血小板功能等；

血浆性因素，如血浆蛋白（特别是纤维蛋白原、免疫球蛋白）、血糖、血脂、纤溶活性等；

血管性因素，如血管长度、直径和内膜光滑度等；

其他因素，如情绪、生活方式、吸烟、饮酒等。

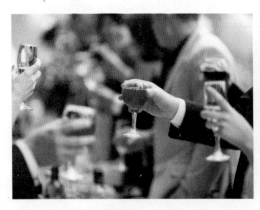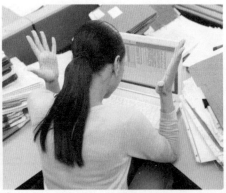

饮食不均衡会导致血液黏稠、血管受损

为了保证身体健康，我们必须均衡地摄取脂类、糖类和盐分。经常食用肉类、油腻饭菜或者甜点，就会不知不觉地摄取过多的脂肪和糖分。如果长期暴饮暴食则会导致营养过剩，血液中的胆固醇和甘油三酯便会增加。另外食物中盐分过高或饮酒过量也会引发高血压，使血管受损。

饮食不规律是造成血管疾病的重要原因

不吃饭或两餐之间的间隔过长都不利于身体健康。空腹时间长就容易一次吃得太多。养成这样的习惯会导致血糖上升，患上肥胖症。夜间进食会导致胆固醇增加，因此应该尽量避免吃夜宵。

运动不足和压力过大会对血液循环产生不良影响

如果平时很少走路或缺乏适度运动，能量的消耗小于摄入量就会造成肥胖，而且运动不足会使胆固醇和甘油三酯在体内积聚，容易引起动脉硬化。

疲劳、睡眠不足、生活不规律、情绪烦躁等也会影响到血液和血管。当人承受压力时血压便会上升，容易形成血栓。如果长时间承受巨大的压力，就会加速动脉硬化，并且有可能引发相关疾病。

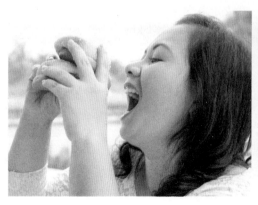
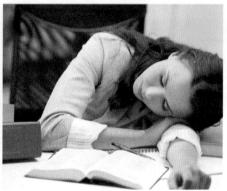

血液黏稠会带来什么危害？

血液黏稠的危害很大，在临床上很多疾病都和高血黏有很大的关系，如动脉硬化、脑血栓、心肌梗死、高血压、糖尿病、阻塞性视网膜炎以及慢性肝肾疾病等。

这是因为当人的血液黏稠度增高时，血液流速减慢，机体组织所获得的氧气和营养物质相对减少，特别是过多的红细胞的老化、硬化，发生红细胞集聚，加重血稠而发生凝血，出现血液凝集块、造成血管栓塞，从而发生缺血性心脑血管疾病，如动脉粥样硬化、高血压、冠心病、心肌梗死、中风等一系列严重疾病。

据卫生部门统计，心脑血管疾病已成为危及人类生命的头号凶手。高血黏、高血压、高血脂、高血糖是诱发心脑血管疾病的主要原因。而高血黏是引发高血脂、高血压、高血糖的首要因素，由于血管在体内是相通的，不正常的血黏、血压、血脂和血糖极有可能引发各种严重的并发症，这些并发症都将危及到生命。而"四高症"之间，高血黏是联系"四高症"的纽带，即它是导致其他"三高"的元凶！

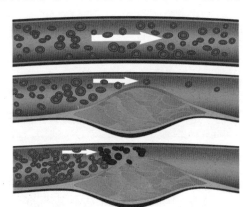

血液黏稠的早期主要表现

◎晨起头晕、头痛、头胀、头脑不清，晚上清醒，睡眠不好；

◎午餐后犯困；

◎干活气短、胸闷、乏力、四肢酸麻，没精神、注意力不集中、记忆力减退、困倦；

◎阵发性视力模糊、突发耳鸣；

◎体检验血时，往往针尖阻塞和血液很快凝集在针管中。

血管不通畅，引来疾病

心血管疾病越来越年轻化，保护好我们的血管显得尤为重要。很多疾病也是因为血管越来越狭窄而诱发的，因此，我们要保持血管通畅。

我们的血液流动到身体各处，都是靠血管输送，特别是动脉。动脉的内壁柔软，富有弹性，使血液流动顺畅。一旦血管堵了，最常见的就是动脉粥样硬化（动脉管壁增厚、变硬，失去弹性），血管硬化、狭窄后血流变慢，心脏、大脑、肾以及四肢必然会受影响。

脑动脉硬化

脑动脉硬化可引起脑缺血、脑萎缩，或造成脑血管破裂出血。脑动脉硬化的早期阶段常有头晕、头昏、头痛、耳鸣、嗜睡、记忆力减退、易疲劳、情感异常、情绪易激动、缺乏自制力、对周围事物缺乏兴趣、、判断能力低下等症状。脑动脉硬化发展到中后期时可出现步态僵硬或行走不稳、痴呆、癫痫样痉挛发作、脑中风等症状。

心血管堵塞

爬楼梯胸闷、胸痛，需要缓一缓才能继续往上爬，这是心脏血管也就是冠状动脉狭窄的一个早期表现。心脏血管堵了会引起心梗，如果堵塞不严重，可能只是心脏泵血能力受到影响，而严重的心梗则会致命。

肾动脉粥样硬化

肾动脉粥样硬化常引起夜尿、顽固性高血压，严重者可有肾功能不全。肠系膜动脉粥样硬化可表现为饱餐后腹痛便血等症状。

下肢动脉粥样硬化

早期症状主要表现为间歇性跛行，休息时也发生疼痛则是下肢严重缺血的表现，常伴有肢端麻木、足背动脉搏动消失等症状。晚期还可能发生肢端溃疡和坏疽。

揭开心脑血管病的神秘面纱

心脑血管疾病泛指高血压、高脂血症、血液黏稠、动脉粥样硬化等所导致的心脏、大脑及全身组织发生缺血性或出血性的疾病，是一种严重威胁人类，特别是中老年人健康的常见病，具有"四高一多"——"发病率高，致残率高，死亡率高，复发率高，并发症多"的特点。

疾病分类

◎心脑血管疾病根据部位分为心血管疾病、脑血管疾病。

◎心血管疾病按照致病因素可分为先天性心血管疾病和后天性心血管疾病；按照病程又可以分为急性心血管疾病和慢性心血管疾病。

◎脑血管疾病按照性质可分为缺血性脑血管疾病和出血性脑血管疾病；按照病程可分为急性脑血管疾病和慢性脑血管疾病。

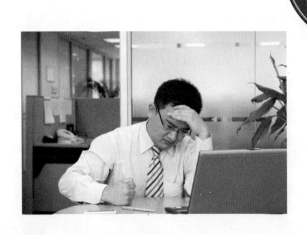

血液黏稠

因为生活节奏紧张，人们压力越来越大，情绪越来越不稳定；而且，过量饮酒、摄入太多脂肪、缺少运动，加上环境的污染，这些因素直接导致人体新陈代谢速度减慢，血液流速减慢，血黏度迅速升高，造成心脑供血不足，如果不及时预防、调理，将会引发冠心病、高血压、脑血栓、脂肪肝等心脑血管疾病。

血压持高不下

长期高血压可使脑动脉血管壁增厚或变硬，管腔变细，从而导致血液黏稠度增高。当血压骤升时，脑血管容易破裂发生脑出血；或已硬化的脑部小动脉形成一种微粒大小的微动脉瘤，当血液波动时微动脉瘤破裂而造成脑出血；或高血压加快动脉硬化过程，动脉内皮细胞受到损害，血小板易在伤处聚集，又容易形成脑血栓，引发心脑血管疾病。

血管壁平滑肌细胞非正常代谢

众所周知，血管组织和人体的其他组织一样，在一定周期内完成自己血管壁平滑肌细胞的新陈代谢。但是若新的细胞组织不能正常地形成，导致血管壁本身就存在的"缺陷"得不到及时的修复，就容易产生炎症使血管收缩不畅，就像是一条破烂不堪的旧管道，随时都有阻塞或破裂的可能。血管是血液流通的重要通道，同时也受神经系统的支配，因此神经系统不正常也能够导致供血的紊乱，从而诱发心脑血管疾病。

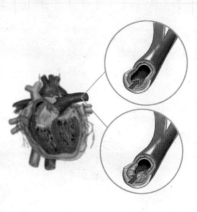

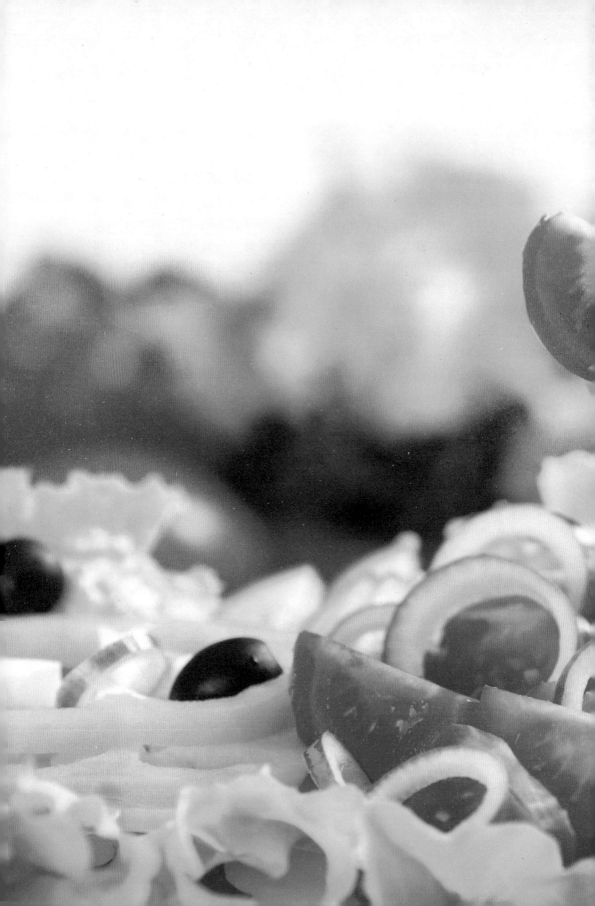

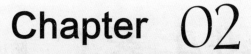

Chapter 02

令血液循环更顺畅的
14 种营养成分

血液是生命的根本，如果自身血液干净无污染，身体自然就健康了。因此，必须做好血液净化的工作。血液的污染与平时的饮食是密切相关的，所以净化血液可以通过调节食物中的营养成分来进行。那么，哪些营养成分可以令血液循环更顺畅呢？

维生素 C

防止胆固醇被氧化

维生素 C 能够强化血管

组成我们身体的蛋白质、脂肪以及能量来源的糖类被称为"三大营养物质"。三大营养物质在体内正常运作时少不了维生素 C，在这里维生素 C 起到了类似润滑油的作用。

由于维生素 C 易溶于水，它还影响我们体内的胶原蛋白合成，能使血管、静脉、皮肤更坚实，有促进身体健康的功效。

维生素 C 易溶于水的特点使其无法在体内储存。所以每天饮食需注意摄取充分的维生素 C（一人一天所需量为 100 毫克）。压力大的人每天所需的维生素 C 量更大，此类人需要补充更多的维生素 C。

推荐此类人服用

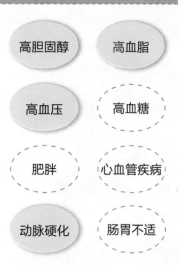

高胆固醇　高血脂

高血压　高血糖

肥胖　心血管疾病

动脉硬化　肠胃不适

维生素 C 含量高的食品

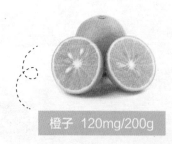

橙子　120mg/200g

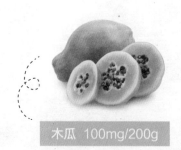

木瓜　100mg/200g

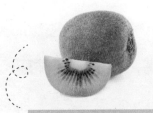

猕猴桃 69mg/100g

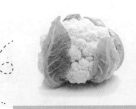

花菜 84mg/70g

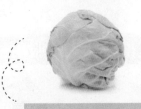

卷心菜 80mg/50g

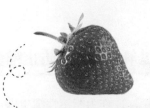

草莓 155mg/250g

摄取维生素 C 的妙招

Point1

选用新鲜食材，并及时食用。

Point2

经水洗或者加热烹饪会破坏其营养，因此最好切了或者削皮了就食用。

Point3

若是烹饪，时间要尽量短。炒的方式比水煮好。

Tips

根据易溶于水或者易溶于油的性质，维生素分为"水溶性"和"脂溶性"两大类。由于维生素 C 是水溶性的，所以每顿都摄取也不会存在过量的问题。

维生素 E

对抗自由基，促进血液循环

分解过氧化脂质，防止维 A 被氧化

维生素 E 作为脂溶性维生素，具有抗氧化作用，能够减少自由基对细胞的损害，并可能有助于降低某些癌症、心血管疾病的风险。

血液中的胆固醇，在自由基的作用下容易氧化形成过氧化脂质，这些物质会附着在血管壁上，促进动脉硬化的发生。而维维生素 E 有分解过氧化脂质的效果，能够防止胆固醇在血管中堆积，从而维持血液畅通循环的状态。

维生素 E 和维生素 C 一起摄取效果会更佳。这是由于维生素 C 特有的抗氧化效果能够促进维生素 E 的抗氧化效果。

推荐此类人服用

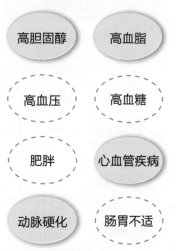

高胆固醇　高血脂

高血压　高血糖

肥胖　心血管疾病

动脉硬化　肠胃不适

维生素 E 含量高的食品

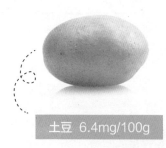

土豆 6.4mg/100g

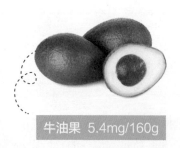

牛油果 5.4mg/160g

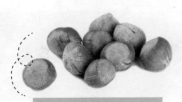
榛子 3.8mg/20g

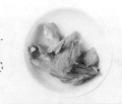
金枪鱼罐头 4.4mg/100g

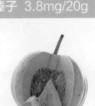
南瓜 4.6mg/80g

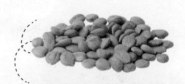
炒杏仁 5.9mg/20g

摄取维生素 E 的妙招

Point1

由于维生素 E 容易被氧化，耐热性差，所以含维生素 E 丰富的植物性油类应避免长期放置，开封后尽早用完。

Point2

和维生素 C 一起摄取能够提升其抗氧化效果。

Tips

维生素 E 可减少自由基对细胞的损害，有助于维持年轻状态和活力。

β-胡萝卜素 降低胆固醇含量

降低胆固醇含量

　　绿黄色蔬菜中含有β-胡萝卜素，它是一种能转化为维生素A的前体。一般来说，需要多少维生素A，β-胡萝卜素就会转变多少，剩余的则以原状态在体内累积。

　　作为一种抗氧化剂，β-胡萝卜素能够清除体内的自由基，减缓衰老过程，并且有助于降低癌症的风险。

　　此外，β-胡萝卜素还可能通过减少胆固醇氧化，帮助降低动脉硬化的风险。

推荐此类人服用

高胆固醇　　高血脂

高血压　　高血糖

肥胖　　心血管疾病

动脉硬化　　肠胃不适

β-胡萝卜素含量高的食品

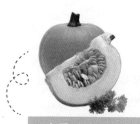

南瓜 3.2mg/80g

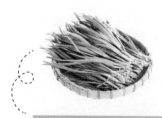

韭菜 2.5mg/70g

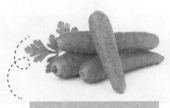

胡萝卜 2.7mg/30g

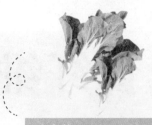

小白菜 2.1mg/70g

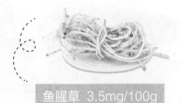

鱼腥草 3.5mg/100g

枸杞子 9.7mg/100g

摄取 β－胡萝卜素的妙招

Point1

和维生素 C 或者维生素 E 一起服用效果更好。

Point2

与油脂一起摄取能够提高其吸收率，因此烹调最好用油炒或者炸的方式。

Tips

经常吸烟、饮酒的人很容易 β－胡萝卜素摄入不足，所以他们要养成每天积极吃绿黄色蔬菜的习惯。

04

膳食纤维 防止血糖上升

抑制身体对胆固醇的吸收

膳食纤维能促进身体排泄有害物质，预防消化系统的疾病。

膳食纤维有水溶性和不可溶性膳食纤维两种，不可溶膳食纤维有纤维素、半纤维素和不可溶胶质。蔬菜、菇类中存在大量的不可溶膳食纤维，摄取后能够吸收肠道中的水分、促进排便，因而有改善肥胖、便秘的作用。

水果、海藻类食物中含有大量的水溶性膳食纤维，如胶质、甘露聚糖、褐藻胶等。它们可以溶解于食物的水分中，有助于预防与心血管相关的疾病，如动脉硬化和高血压等。

推荐此类人服用

高胆固醇　高血脂

高血压　高血糖

肥胖　心血管疾病

动脉硬化　肠胃不适

膳食纤维含量高的食品

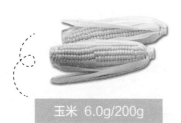

玉米 6.0g/200g

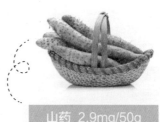

山药 2.9mg/50g

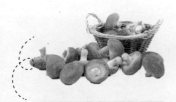

香菇 2.9g/50g

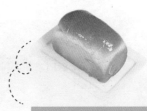

吐司 2.8g/50g

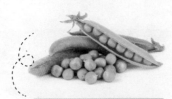

豌豆 2.5g/50g

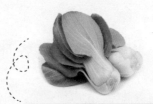

上海青 9.4g/100g

摄取膳食纤维的妙招

Point1

　　煮熟后使食物体积缩小，以便能够摄取更多营养。

Point2

　　谷物中含有丰富的膳食纤维，和牛奶一起食用还可以补充钙。

Point3

　　牛蒡、豆类、绿色蔬菜等做成的菜肴营养价值十分高。

Point4

　　谷物的外皮含有丰富的膳食纤维，因此要多食用糙米、黑麦面包、全麦面包等食物。

05

钙 收缩血管，调节血压

收缩血管，调节血压

钙可以调控心脏、血管的肌肉细胞。

钙和镁元素一起作用于人体，维护着心脏和血管的肌肉细胞。钙能够收缩血管，升高血压，而镁则是扩张血管，降低血压。两者要达到均衡的状态才能够维持血压正常。

钙和维生素D一起服用能够增加其吸收率。正常情况下，钙会和钠元素一起被身体排泄出去。

推荐此类人服用

- 高胆固醇
- 高血脂
- 高血压
- 高血糖
- 肥胖
- 心血管疾病
- 动脉硬化
- 肠胃不适

含钙丰富的食物

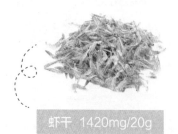

虾干 1420mg/20g

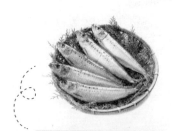

沙丁鱼 132mg/30g

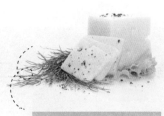

加工芝士 252mg/40g

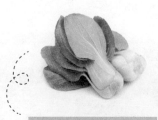

上海青 119mg/70g

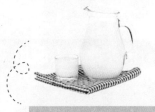

牛奶 220mg/200g

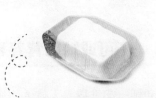

豆腐 180mg/150g

摄取钙的妙招

Point1

从钙质的角度来看,骨头汤只能提供少量的钙质,豆腐、牛奶、芥蓝等食物却能提供更多的钙质,其中牛奶是摄取钙的最佳来源。

Point2

动物骨头里80%以上都是钙,但是不溶于水,难以吸收,因此在制作成食物时可以事先敲碎它,加醋后用文火慢煮。

Point3

大豆是高蛋白食物,含钙量也很高,是补钙的良品。

Point4

吃完钙片不要马上喝茶,茶中的单宁会影响钙的吸收。

Point5

夜间血钙浓度低,所以睡前喝一杯牛奶有利于钙的吸收。

06

镁　摄取过量的钙，而镁不足会造成心律不齐、动脉硬化

不可或缺的营养素

镁和钙一起维持着人体的均衡，是不可忽视的重要营养元素。

现研究发现，镁元素影响着人体内 300 种以上的酶的活性。镁和钙也一起参与肌肉的伸缩活动。

如果摄取过量的钙，而镁又不足的话，则会造成人心律不齐、动脉硬化，严重者甚至会导致心肌梗死。

另外，镁元素还与神经传导有关，可能有助于缓解压力和焦虑。

推荐此类人服用

高胆固醇　　高血脂

高血压　　高血糖

肥胖　　心血管疾病

动脉硬化　　肠胃不适

含丰富的镁元素的食物

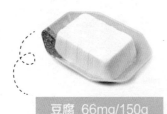

豆腐　66mg/150g

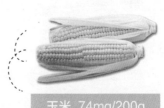

玉米　74mg/200g

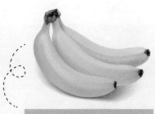

香蕉 48mg/150g

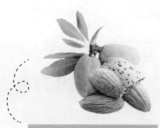

杏仁 62mg/20g

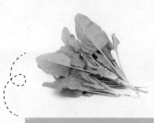

菠菜 48mg/70g

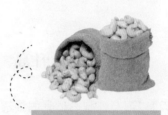

腰果 48mg/20g

摄取镁的妙招

Point1

镁普遍存在于食物中，如绿叶蔬菜、粗粮、坚果中就含有丰富的镁，而肉类、淀粉类食物及牛奶中的镁含量属中等。

Point2

人体摄入的动物性脂肪含量过高时，身体对镁的吸收会受到一定影响，所以要尽量少吃高脂肪的食品，才能让人体更好地吸收摄入的镁。

Point3

除了食物之外，从饮水中也可以获得少量镁。但饮水中镁的含量差异很大，如硬水中含有较高的镁盐，软水中含量相对较低。

07

钾 防止血压升高

防止血压升高

钾可以调节细胞内适宜的渗透压和体液的酸碱平衡，参与细胞内糖和蛋白质的代谢，有助于维持神经健康、心跳规律正常，可以预防中风，并协助肌肉正常收缩。体内钾不足会造成心律不齐、心功能障碍。

在摄入高钠而导致高血压时，钾能够促进多余的钠排出体外，防止血压升高。因此，高血压人群应该减少食盐的摄入，增加钾元素的摄入。由于钾元素容易溶于水造成损失，我们在烹饪食物时需要多加注意。

推荐此类人服用

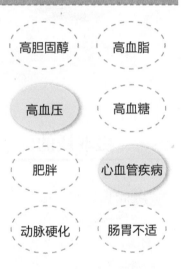

高胆固醇　　高血脂

高血压　　高血糖

肥胖　　心血管疾病

动脉硬化　　肠胃不适

含丰富的钾元素的食物

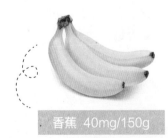

香蕉 40mg/150g

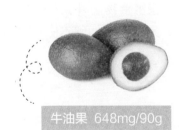

牛油果 648mg/90g

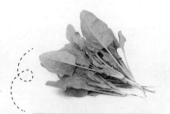
菠菜 483mg/70g

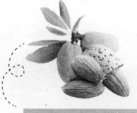
杏仁 62mg/20g

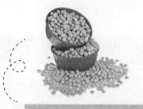
大豆 380mg/20g

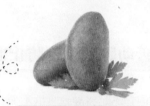
红薯 470mg/100g

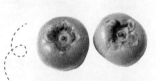
柿子 235mg/35g

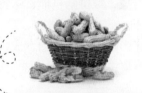
花生 674mg/100g

摄取钾元素的妙招

Point1

在汤中多放红薯，可以减少盐的加入量。

Point2

由于钾元素易溶于水，烹饪过程中大约会损失 30% 的量，因此注意选用合适的烹饪方法。

Point3

若是食盐摄取过量，需注意多食用一些含钾丰富的食物。

08

锌 改善动脉硬化，防止血糖升高

改善动脉硬化，防止血糖升高

体内锌不足将导致食欲不振、血糖值升高。

锌元素是蛋白质、碳水化合物代谢过程中的必要元素。锌和维生素 C 一起促进体内胶原蛋白的合成，维持脑机能、味觉、嗅觉功能的正常运转。

锌还影响着胰岛素的合成，对酒精肝、动脉硬化等疾病也有改善作用。

推荐此类人服用

高胆固醇　高血脂

高血压　高血糖

肥胖　心血管疾病

动脉硬化　肠胃不适

含有丰富的锌元素的食物

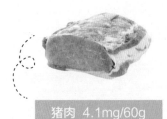

猪肉　4.1mg/60g

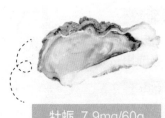

牡蛎　7.9mg/60g

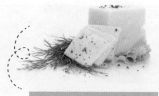

芝士 1.3mg/40g

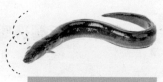

鳗鱼 1.6mg/60g

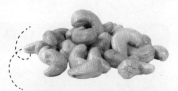

腰果 1.1mg/20g

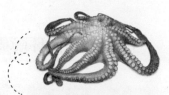

章鱼 1.3mg/80g

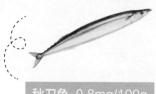

秋刀鱼 0.8mg/100g

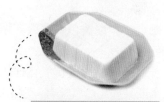

豆腐 1.0mg/20g

摄取锌元素的妙招

Point1

生活中像牡蛎、鱼类、奶类、花生、核桃等富含锌的食物，可以多食用，但食物补锌吸收率很低，效果太慢。如果想高效补锌的话，可以适量地服用锌片。

Point2

蛋白质能够促进锌的吸收，所以人体在补锌的同时要摄入足够的蛋白质。

09

硒　预防血液循环障碍

预防血液循环障碍

硒作为微量元素之一，具有抗氧化作用，并且也是分解过氧化物酶的重要成分。它和维生素E、维生素C一起服用能够增加抗氧化的效果。

含硒食物和绿黄色蔬菜或者植物油一起食用比较好。

此外，硒可能通过抗氧化作用对延缓细胞损伤和降低某些疾病风险有一定帮助。

推荐此类人服用

高胆固醇	高血脂
高血压	高血糖
肥胖	心血管疾病
动脉硬化	肠胃不适

含有丰富的硒元素的食物

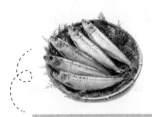

沙丁鱼 96μg/30g

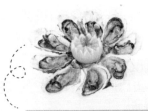

牡蛎 37μg/60g

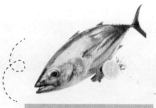

金枪鱼 88μg/100g

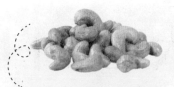

腰果 1.1mg/20g

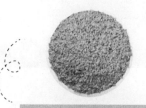

糙米 14μg/150g

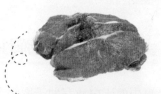

牛肉 22μg/100g

摄取硒的妙招

Point1

摄取人工添加的各类补硒产品（补充无机硒），如硒酵母、硒蛋、富硒藻类、富硒蘑菇和硒麦芽等等，其中硒麦芽没有副作用也利于吸收，是补硒的首选方法。

Point2

采用自然补硒的方法，多食用野生、天然的硒含量高的食品。自然补硒比摄取无机硒更益于身体健康。

Point3

动物脏器、海产品、鱼、蛋、肉类等是硒的良好来源，多吃这些食物可以安全有效地补硒。

10

大豆蛋白　增强血管的弹性，预防动脉硬化

增强血管的弹性

　　大豆中的蛋白质有助于增强血管弹性，改善血脂水平，从而对心血管健康有益。大豆蛋白有助于降低血液中的 LDL 胆固醇，改善高血脂，并支持肝脏健康。

　　大豆还有调节体内钠元素平衡的作用。主要通过促进含有钠元素的尿素经小便排出，从而达到改善高血压的效果。

　　此外，大豆中的皂角苷具有抗氧化作用，可能有助于减少脂肪氧化，并抑制脂肪合成，从而对减轻肥胖症状起到一定作用。

推荐此类人服用

- 高胆固醇
- 高血脂
- 高血压
- 高血糖
- 肥胖
- 心血管疾病
- 动脉硬化
- 肠胃不适

含有丰富的大豆蛋白的食物

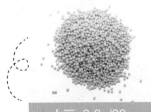

大豆　3.2g/20g

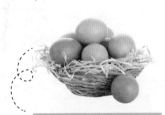

鸡蛋　13.3g/100g

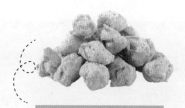

油豆腐 3.7g/20g

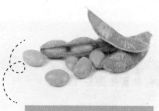

毛豆 5.9g/50g

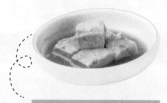

腐乳 7.2g/200g

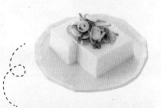

豆腐 9.9g/150g

摄取大豆蛋白的妙招

Point1
每天早晨饮用一杯鲜榨豆浆。

Point2
做成豆子饭或者在肉类菜肴中加入豆腐。

Tips

大豆蛋白不仅种类丰富，烹饪过后营养价值也不会减少，尽可能每天都摄取一次豆制产品。

11

亚油酸 降低胆固醇，预防动脉硬化

降低胆固醇

作为脂肪主要构成物质的脂肪酸随着结合状态不同，一共分为几个状态。亚油酸是人体内无法自主合成的多不饱和脂肪酸，因此必须从食品中摄取。

作为植物性脂肪的亚油酸，有助于降低低密度脂蛋白LDL，可能对心血管健康有益。

不过，若是亚油酸摄取过量的话，反而会减少体内的有益胆固醇，因此平时饮食需要保持脂肪酸的平衡，以支持健康。

推荐此类人服用

高胆固醇　　高血脂

高血压　　高血糖

肥胖　　心血管疾病

动脉硬化　　肠胃不适

含有丰富的亚油酸的食物

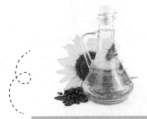

葵花籽油 6.6g/10g

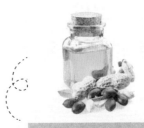

花生油 4.2g/10g

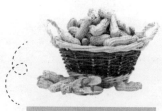

花生 3.0g/20g

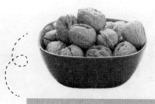

核桃 8.2g/20g

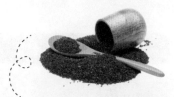

芝麻 2.3g/10g

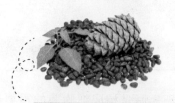

松子 2.6g/10g

摄取亚油酸的妙招

Point1

芝麻炒过后食用有助于消化和吸收,不过炒糊了味道发苦影响口感。

Point2

由于亚油酸放久了容易氧化,所以最好不要食用变质的油或者核桃。

12

卵磷脂 清洁血管

降低血脂

卵磷脂是构成细胞膜的重要成分，在大脑、神经系统、肝脏等组织中发挥重要作用。

卵磷脂在脂类代谢中起到一定的调节作用，可能有助于降低低密度脂蛋白（LDL）水平、提高高密度脂蛋白（HDL）水平，从而在一定程度上支持心血管健康。此外，卵磷脂可促进脂肪乳化和运输，可能有助于肝脏脂质代谢，在一定程度上预防脂肪肝。

推荐此类人服用

- 高胆固醇
- 高血脂
- 高血压
- 高血糖
- 肥胖
- 心血管疾病
- 动脉硬化
- 肠胃不适

含有丰富的卵磷脂的食物

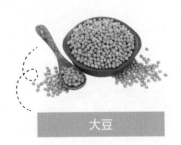

大豆

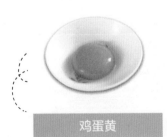

鸡蛋黄

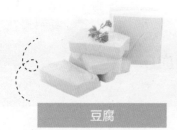

豆腐

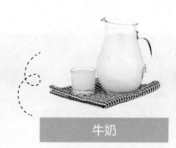

牛奶

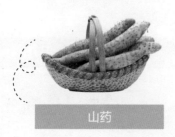

山药

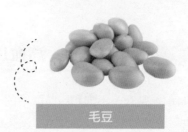

毛豆

摄取卵磷脂的妙招

Point1

鸡蛋的蛋黄中含有大量的卵磷脂，不过由于蛋黄中也含有大量的胆固醇，所以每天食用量最好限制在一颗。

Point2

经常食用大豆产品能够降低胆固醇含量。

Tips

胆碱作为构成卵磷脂的物质之一，虽然能够在人体内被合成，但是平时饮食中脂肪摄入过量会造成胆碱含量不足，平时多吃绿黄色蔬菜能够补充胆碱。

13

DHA 改善高血脂、高血压

改善高血脂、高血压

DHA 是众多不饱和脂肪酸中的一种，影响着大脑的发育和运转。鱼类(如三文鱼、金枪鱼、沙丁鱼)是 DHA 的良好来源。

DHA 不仅影响着人的大脑，还可能有助于降低血液中的甘油三酯，进而支持心血管健康，可能在一定程度上降低高血脂和心血管疾病的风险。

由于不饱和脂肪酸容易被氧化，因此平时注意多摄取抗氧化的物质，如维生素 E 等。

推荐此类人服用

高胆固醇　　高血脂

高血压　　高血糖

肥胖　　心血管疾病

动脉硬化　　肠胃不适

含有丰富的 DHA 的食物

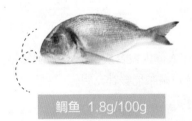

鲷鱼　1.8g/100g

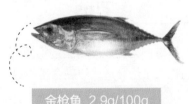

金枪鱼　2.9g/100g

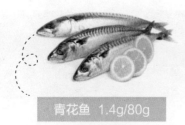

青花鱼 1.4g/80g

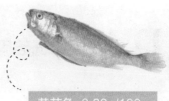

黄花鱼 0.33g/100g

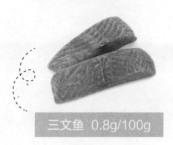

三文鱼 0.8g/100g

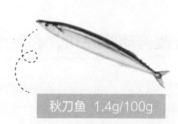

秋刀鱼 1.4g/100g

摄取 DHA 的妙招

Point1

　　DHA 在鱼眼睛周围的脂肪中含量最高，烹饪鱼肉时最好选择不破坏其脂肪成分的方式。

Point2

　　由于鱼肉脂肪十分容易被氧化，如果以整条方式烹饪会更好，另外最好和有抗氧化作用的维生素 E 一起食用。

Tips

　　DHA 大量存在于人脑中，含量不足时会影响大脑正常运转，因此也被称作"脑黄金"。

14

EPA 降低胆固醇

改善动脉硬化、心脏疾病

EPA（Eicosapentaen）是脂肪酸中的多价不饱和脂肪酸。人体内不能够自主合成 EPA，所以一定要通过食物获取。

EPA 进入人体后会抑制身体产生凝血恶烷，即一种能促使血小板凝聚的物质，可能有助于降低动脉硬化、脑梗死、心肌梗死、脑卒中、高血脂的风险。

另外，EPA 还可能通过减少炎症介质的生成，在一定程度上有助于缓解过敏性皮炎、花粉过敏症、哮喘和慢性关节炎等炎症反应。

推荐此类人服用

高胆固醇

高血脂

高血压

高血糖

肥胖

心血管疾病

动脉硬化

肠胃不适

含有丰富的 EPA 的食物

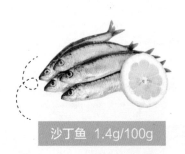

沙丁鱼 1.4g/100g

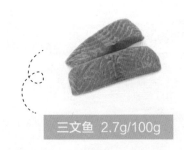

三文鱼 2.7g/100g

038

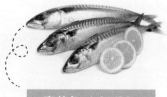

青花鱼 1.0g/80g

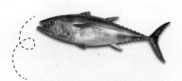

金枪鱼 1.3g/100g

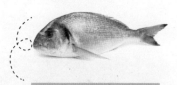

鲷鱼 1.1g/100g

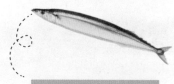

秋刀鱼 0.8g/100g

摄取 EPA 的妙招

Point1

不破坏食物脂肪成分的烹饪方法更佳。

Point2

和 β-胡萝卜素或者维生素 E 一起食用能够防止氧化。

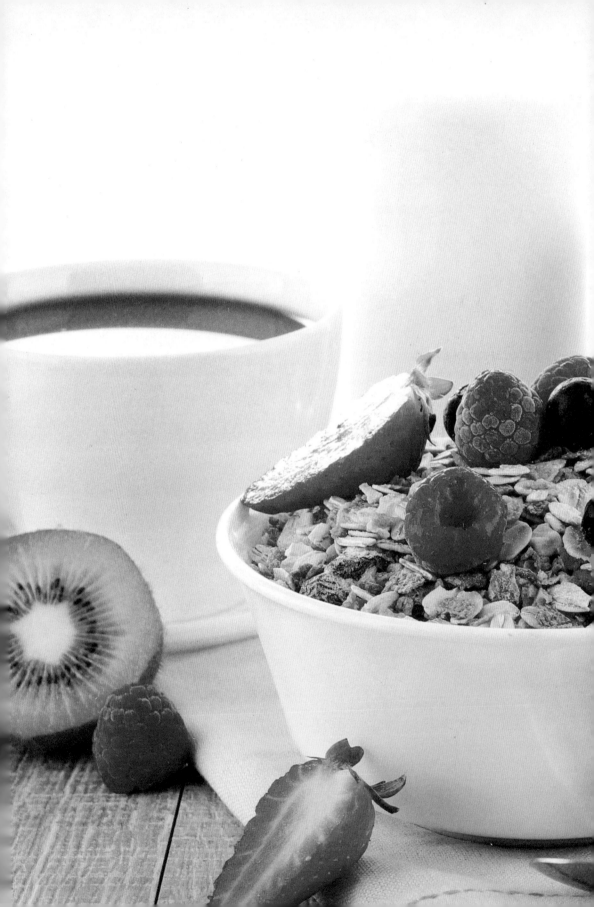

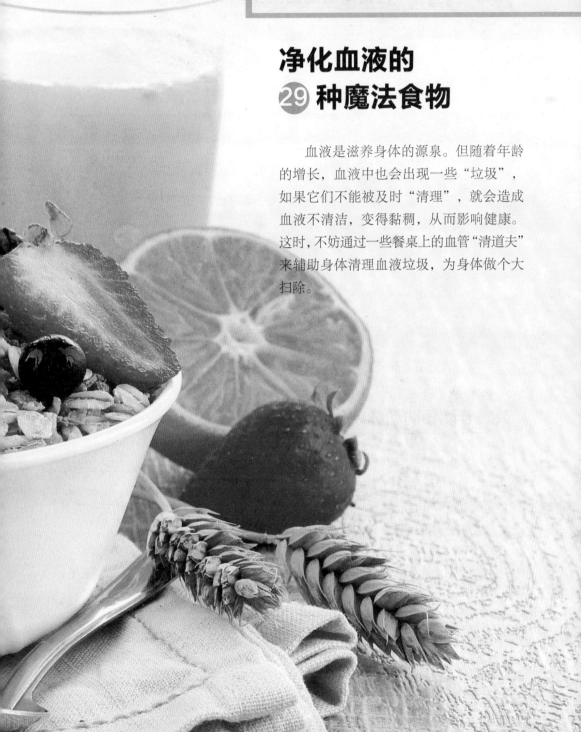

Chapter 03

净化血液的
㉙种魔法食物

血液是滋养身体的源泉。但随着年龄的增长，血液中也会出现一些"垃圾"，如果它们不能被及时"清理"，就会造成血液不清洁，变得黏稠，从而影响健康。这时，不妨通过一些餐桌上的血管"清道夫"来辅助身体清理血液垃圾，为身体做个大扫除。

芦笋 含有丰富造血维生素的蔬菜

食物成分表

热量	104 千焦	钾	280 毫克
水分	93 克	铁	1.9 毫克
蛋白质	0.3 克	钠	15 毫克
脂质	0.1 克	维生素 B_1	10.05 毫克
碳水化合物	5.9 克	维生素 B_2	20.2 毫克
磷	65 毫克	维生素 C	11 毫克

芸香苷能预防动脉硬化和高血压

芦笋中含有丰富的矿物质，尤其是含有大量的预防动脉硬化和高血压的芸香苷。芸香苷有维护血管健康，预防高血压和动脉硬化的功效。

另外，芦笋还含有制造红血球所必需的叶酸、铁。叶酸和铁在人体内起到造血、供血的作用，并且可以舒张血管，达到降低血压的效果。

芦笋中所含的天冬酰胺酸，是一种氨基酸，影响着人体内的氮元素代谢和能量代谢，并有促进人体新陈代谢、缓解疲劳等效果，还可能有助于矿物质代谢平衡。

芦笋芝士三明治

热量	2858.5_{kJ}
脂肪	23.6_{mg}

功效
降血压
增强免疫力
预防动脉硬化

材料 法棍半条，芦笋 4 根，杏鲍菇 50 克，培根 1 片

调料 奶油、盐、黑胡椒粉、芝士丝各适量

做法

1. 芦笋放入沸水中烫熟，可加入适量盐，使芦笋的颜色更绿。

2. 杏鲍菇洗净沥干水分，切片状；培根切片，装碗备用。

3. 平底锅烧热，放入培根片，煎至油脂析出后，盛起备用，将油留在锅底。

4. 将杏鲍菇片放入留有油的锅中，煎至两面变色后，盛出。

5. 将法棍对半剖开，抹上奶油，放上芦笋，再依序放上杏鲍菇片、培根片，撒上芝士丝、黑胡椒粉、盐。

6. 放入烤箱中，以上、下火 200℃烤约 8 分钟后，取出即可。

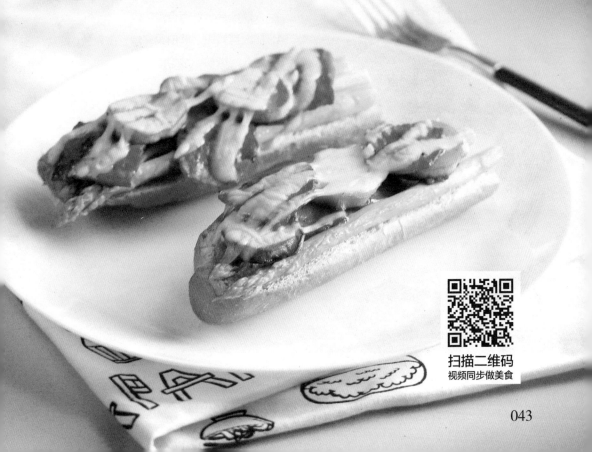

扫描二维码
视频同步做美食

百合炒芦笋

热量	1818.4kJ
脂肪	15.6mg

功效

润肺止咳

降血压

预防动脉硬化

材料 芦笋 200 克，鲜百合 100 克，鲜白果 25 克，辣椒、蒜各适量

调料 盐、胡椒粉、色拉油各适量

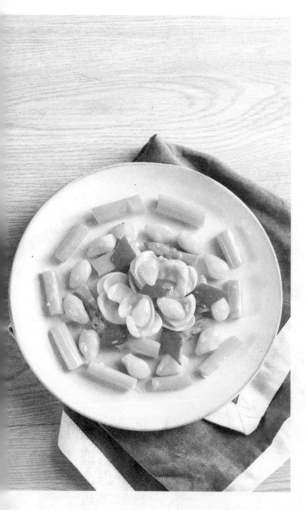

做法

1. 将鲜百合掰成瓣，洗净；芦笋洗净，切段，放入沸水中焯水，捞出控水。

2. 辣椒洗净切片；蒜去皮、切末。

3. 炒锅注色拉油烧热，下入蒜末爆香，放入辣椒片、鲜百合瓣煸炒。

4. 加入芦笋段、鲜白果略炒，撒入盐。

5. 撒入胡椒粉，炒匀即可。

芦笋白酱笔管面

材料 熟笔管面 100 克，火腿 30 克，芦笋 80 克，小黄瓜 40 克

调料 橄榄油 1 小匙，奶油白酱 100 克

热量	3057.7_{kJ}
脂肪	45.2_{mg}

功效
健脾和胃
润肠排毒

做法

1. 洗净的芦笋斜切成小段；小黄瓜切片；火腿切丁。

2. 将芦笋段放入沸水锅中焯煮至断生，捞出，沥干水分。

3. 锅中注入橄榄油烧热，放入小黄瓜片、火腿丁炒香。

4. 倒入奶油白酱、熟笔管面，拌均匀，煮至酱汁浓稠。

5. 加入芦笋段，略微翻炒即可。

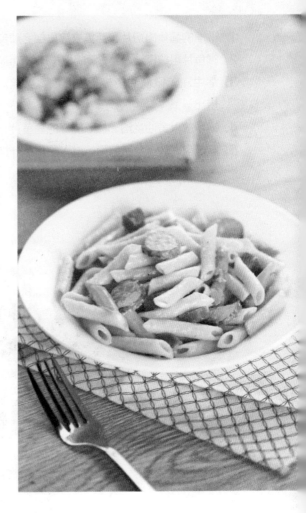

芦笋鳕鱼面

热量	2645.9kJ
脂肪	23.1mg

功效

降低血糖

预防心血管疾病

预防高血压

 材料 熟宽扁面、鳕鱼肉各 100 克，芦笋 60 克，红葱头 1 个，黄油 10 克，高汤适量

调料 橄榄油 8 毫升，盐 2 克，黑胡椒粉少许，柠檬汁 5 毫升，墨鱼煮汁 60 毫升

做法

1. 洗净的鳕鱼肉切片；芦笋去除尾部老硬部分，斜切成段；红葱头切碎。

2. 鳕鱼片用柠檬汁、盐、黑胡椒粉抹匀腌渍。

3. 锅中注入橄榄油烧热，放入红葱头碎炒香，加入芦笋段、高汤，煮至芦笋熟软，捞出。

4. 锅中放入黄油烧熔，加入腌好的鳕鱼片，煎至两面微黄，盛出。

5. 取一盘，放上熟宽扁面，淋入墨鱼煮汁拌均匀，放上鳕鱼片及芦笋段即可。

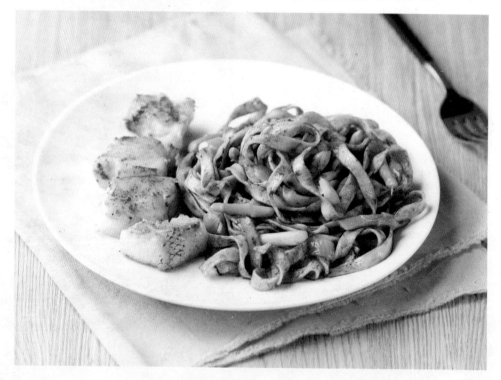

扇贝肉炒芦笋

热量	1510.4ₖⱼ
脂肪	21.4ₘₘ

功效
润肠排毒
健脾和胃

材料 芦笋 95 克，红椒 40 克，扇贝肉 145 克，
红葱头 55 克，蒜末少许

调料 盐 2 克，鸡粉 1 克，胡椒粉 2 克，水淀粉、
花椒油各 5 毫升，料酒 10 毫升，食用
油适量

做法

1. 洗净的芦笋斜刀切段；洗好的红椒切小丁；洗净的红葱头切片。
2. 沸水锅中加入盐、食用油，再倒入芦笋段煮至断生，捞出；起油锅，炒香蒜末、红葱头片。
3. 放入洗净的扇贝肉，炒匀，淋入料酒，炒匀，倒入芦笋段、红椒丁，翻炒均匀。
4. 调入盐、鸡粉、胡椒粉、水淀粉，炒匀，注水，煮至收汁，淋入花椒油，炒至入味，盛出即可。

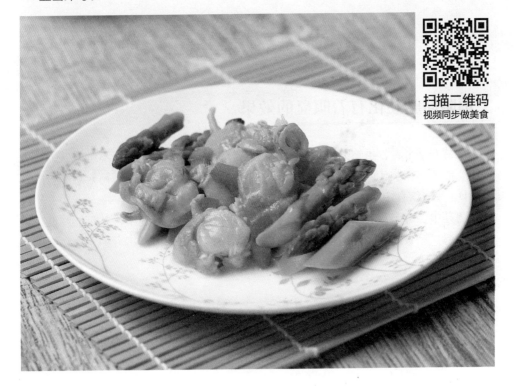

扫描二维码
视频同步做美食

02

菌菇 **丰富的膳食纤维**

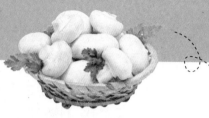

食物成分表

热量	167 千焦	钾	280 毫克
水分	89 克	铁	0.6 毫克
蛋白质	3.4 克	钠	2.0 毫克
脂质	0.4 克	维生素 B_1	10.02 毫克
碳水化合物	7.0 克	维生素 B_2	20.14 毫克
磷	86 毫克	维生素 C	0.2 毫克

预防动脉硬化有着明显的效果

从营养学来看，虽然菇类热量很低，但是却含有糖类代谢过程不可或缺的维生素B_1、脂质和糖类代谢过程中不可或缺的维生素B_2等，以及有助于钙元素吸收的维生素D。平时饮食中肉类、油脂成分多的人应尽可能多吃菌菇。

菌菇中含有丰富的不可溶性膳食纤维，有助于促进肠道健康，并可能降低大肠癌的风险。膳食纤维可能对血压调节有一定帮助，同时，菌菇富含钾元素，有助于维持正常血压。

胡萝卜炒口蘑

热量	889.9kJ
脂肪	15.6mg
功效	

功效

降低血压

缓解便秘

预防动脉硬化

材料 胡萝卜 120 克, 口蘑 100 克, 姜片、蒜末、葱段各少许

调料 盐、鸡粉各 2 克, 料酒 3 毫升, 生抽 4 毫升, 水淀粉、食用油各适量

做法

1. 将洗净的口蘑切片; 洗净去皮的胡萝卜切成片。
2. 锅中注水烧开, 放入盐、食用油、胡萝卜片、口蘑片, 煮熟后捞出。
3. 用油起锅, 放入姜片、蒜末、葱段, 爆香, 倒入焯煮过的食材, 翻炒几下。
4. 再淋入料酒、生抽, 炒香、炒透, 加入盐、鸡粉、水淀粉, 炒匀即成。

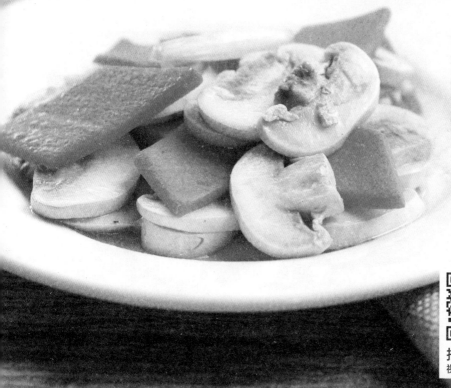

扫描二维码
视频同步做美食

蘑菇藕片

材料 白玉菇 100 克，莲藕 90 克，彩椒 80 克，
姜片、蒜末、葱段各少许

调料 盐 3 克，鸡粉 2 克，料酒、生抽、白醋、
水淀粉、食用油各适量

热量	1056kJ
脂肪	15.5mg

功效

增强免疫力

止咳化痰

预防动脉硬化

做法

1. 洗净的白玉菇切去老茎，再切成段；洗好的彩椒切成小块；洗净去皮的莲藕切成片。

2. 锅中注水烧开，放入食用油、盐、白玉菇段、彩椒块，煮 1 分钟，捞出。放入白醋、藕片，煮 1 分钟，捞出。

3. 用油起锅，爆香姜片、蒜末、葱段，倒入白玉菇段、彩椒块、藕片，炒匀，淋入料酒，炒香。

4. 放入生抽、盐、鸡粉，炒匀调味，倒入水淀粉，炒匀即可。

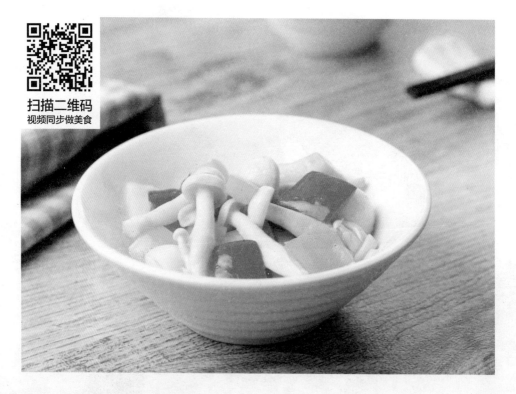

扫描二维码
视频同步做美食

什锦蒸菌菇

热量	374.5kJ
脂肪	0.5mg

功效

帮助消化

增强免疫力

预防癌症

 材料 蟹味菇 90 克，杏鲍菇 80 克，秀珍菇 70 克，香菇 50 克，胡萝卜 30 克，葱段 5 克，姜片 5 克，葱花 3 克

调料 盐 3 克，鸡粉 3 克，白糖 3 克，生抽 10 毫升

做法

1. 洗净的杏鲍菇切条；洗好的秀珍菇切条；洗净的香菇切片；洗好的胡萝卜切条。

2. 取碗，倒入杏鲍菇条、秀珍菇条、香菇片、胡萝卜条、蟹味菇、姜片、葱段，加入生抽、盐、鸡粉、白糖，腌渍 5 分钟。

3. 取出已烧开上汽的电蒸锅，放入腌渍好的食材，蒸 5 分钟至熟，取出，撒上葱花即可。

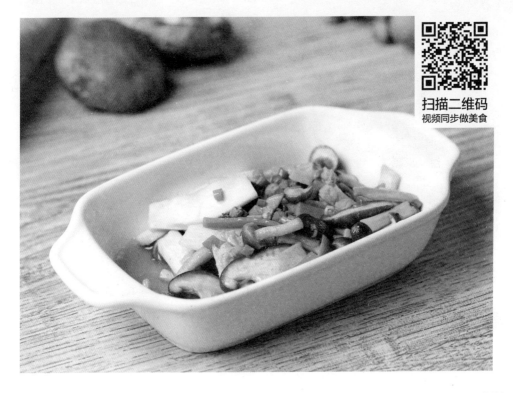

扫描二维码
视频同步做美食

平菇炒饭

热量	1650.6ᴋ
脂肪	16ₘ

功效

有益心血管

健脾和胃

增强免疫力

材料 凉米饭 200 克，平菇 90 克，彩椒 45 克，葱花少许

调料 盐 2 克，鸡粉 2 克，生抽 5 毫升，食用油适量

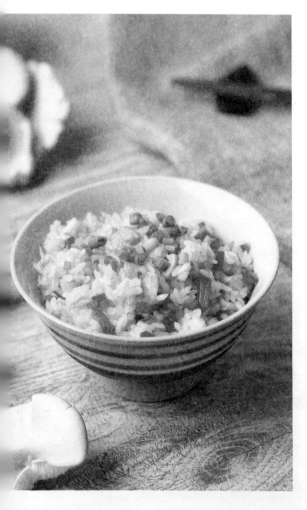

做法

1. 将洗净的彩椒切条，再切丁；洗净的平菇撕成条，切成小块。

2. 用油起锅，倒入平菇块，略炒，加入彩椒丁，炒匀。

3. 倒入凉米饭，翻炒松散，放入生抽、盐、鸡粉，炒匀调味。

4. 放入葱花，炒匀，盛入碗中即可。

扫描二维码
视频同步做美食

猴头菇冬瓜薏米鸡汤

热量	2051.4_{kJ}
脂肪	20.1_{mg}

功效
降低胆固醇
增强免疫力

材料 冬瓜 300 克，鸡肉块 200 克，猴头菇 30 克，芡实 15 克，薏米 15 克，干贝少许，高汤适量

调料 料酒 8 毫升，盐 2 克

做法

1. 锅中注入适量清水烧开，倒入备好的鸡肉块，搅散，煮 2～3 分钟，汆去血水。

2. 捞出汆煮好的鸡肉块，过一遍冷水，沥干水分。

3. 锅中倒入适量的高汤烧开，倒入猴头菇和洗好的干贝、芡实、薏米，加入切好的冬瓜。

4. 倒入沥干水分的鸡块，搅拌片刻，淋入少许料酒，搅拌片刻，煮 3 小时至食材熟透。

5. 加入少许盐，搅拌均匀至食材入味即可食用。

扫描二维码
视频同步做美食

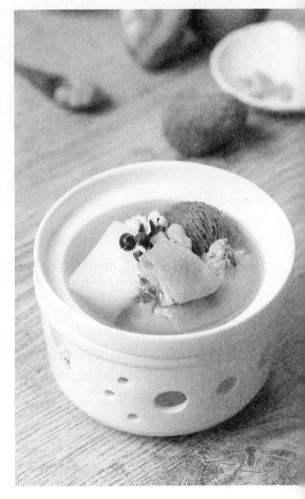

莲藕 阻止有害胆固醇（LDL）的氧化

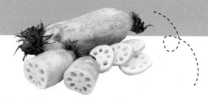

食物成分表

热量	309 千焦	磷	3.0 毫克
水分	80 克	钾	200 毫克
蛋白质	1.8 克	镁	10 毫克
脂质	0.3 克	维生素 B_1	10.06 克
碳水化合物	17 克	维生素 B_6	60.01 克
钙	27 毫克	维生素 C	42 毫克

单宁酸能够提高维生素 C 的作用

　　莲藕的主要成分虽然是碳水化合物，但是它还含有钾、铁等其他营养成分。莲藕中维生素 C 的含量也十分丰富，一节莲藕维生素 C 的含量约等于一颗柠檬。莲藕中含有的单宁酸可以阻止有害胆固醇（LDL）的氧化，预防动脉硬化。

　　单宁酸也有着止血效果，流鼻血的时候将莲藕去皮后研磨加水喝能起到止血的效果。对于感冒咳嗽也十分有效。

　　含有丰富水溶性膳食纤维和不可溶膳食纤维的莲藕能够促进肠胃消化，促进胆固醇和糖类排出。莲藕中还含有钾元素，可以促进人体排出钠元素，从而达到降低血压的效果。

黄瓜藕节青柠水

材料 莲藕 100 克，青柠 80 克，黄瓜 50 克，
凉开水 300 毫升

热量	441.4kJ
脂肪	1.3mg

功效

清热凉血

健脾和胃

降低血压

做法

1. 将洗净的莲藕切成片。

2. 将青柠切成片。

3. 用刮刨将黄瓜刨成薄片。

4. 将莲藕片、青柠片、黄瓜片依次放入瓶子中，加入凉开水。

5. 用保鲜膜封口，放入冰箱冷藏 6 小时左右，取出饮用即可。

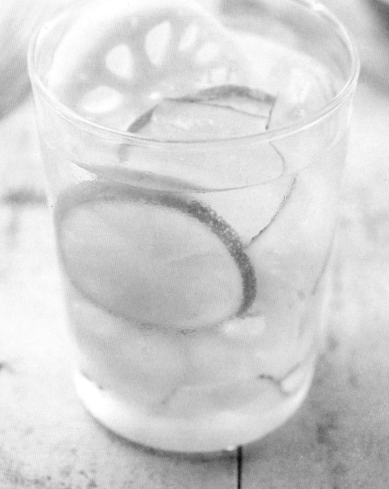

百合草莓白藕汤

热量	1535.5_{kJ}
脂肪	0.8_{mg}
功效	

止血散瘀

清热凉血

预防动脉硬化

材料 莲藕 250 克，百合 200 克，草莓 100 克

调料 盐 2 克

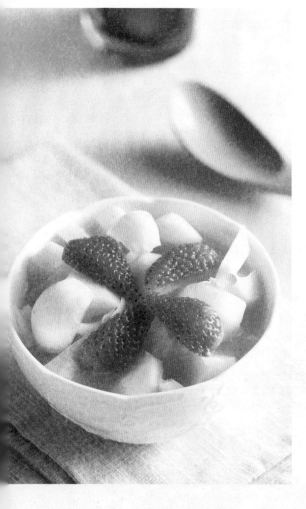

做法

1. 将百合掰成小片，用清水洗干净，再用清水浸泡。

2. 将草莓去蒂，用清水洗干净，沥干水分，切成小块。

3. 将莲藕去皮洗净，切成块。

4. 锅中加入适量清水，放入草莓块、莲藕块，煲约 2 小时。

5. 锅中加入百合片，继续煮约 10 分钟，撒入盐调味即可。

老干妈炒豆干藕丁

 材料 豆干 200 克，莲藕 200 克，黄柿子椒 50 克，红辣椒 30 克，葱段少许

调料 老干妈辣酱 30 克，盐 2 克，食用油 10 毫升

热量	2476.1kJ
脂肪	19.4mg

功效
增强免疫力
预防动脉硬化

做法

1. 豆干切成小方丁，备用。

2. 莲藕去皮，切成丁，备用。

3. 黄柿子椒、红辣椒去籽，切丁，备用。

4. 锅中注油烧热，放入葱段爆香后捞出，倒入老干妈辣酱，略炒片刻。

5. 放入藕丁、豆干丁，翻炒片刻，再放入黄柿子椒丁、红辣椒丁，炒至其断生。

6. 加入盐调味，炒匀即可。

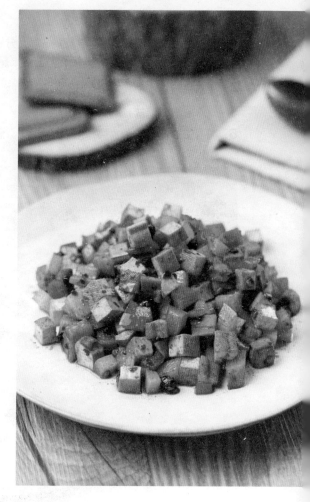

莲藕烧肉片

热量	2703.3kJ
脂肪	47.5mg
功效	

清热凉血

健脾开胃

材料 莲藕 200 克，猪肉 100 克，枸杞子 5 克，蒜片、姜各适量

调料 盐 2 克，鸡粉 1 克，料酒 5 毫升，生抽 6 毫升，色拉油 10 毫升

做法

1. 猪肉洗净，切片，淋入生抽腌制。
2. 莲藕洗净，去皮，切片；姜、蒜洗净，分别切片。
3. 炒锅注色拉油烧至五成熟，下入蒜片、姜片爆锅。
4. 加入猪肉片，小火煸炒至收缩。
5. 放入清水、藕片，加入盐，加入料酒。
6. 加入生抽、枸杞子，微火炖烧至熟烂、汤汁浓厚。撒入鸡粉调味，出锅即成。

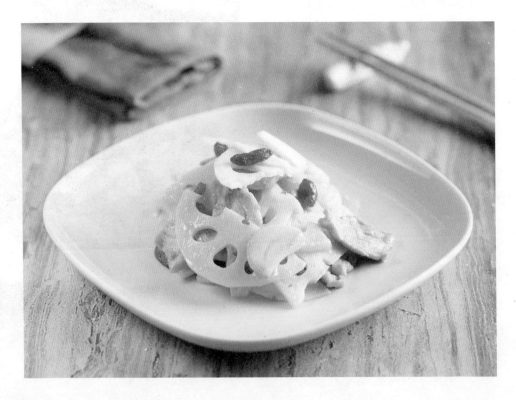

莲藕排骨汤

材料 莲藕 250 克，排骨 200 克，生姜 15 克，葱 10 克，胡萝卜片、花生米各少许

调料 盐 3 克，料酒 7 毫升，鸡汁 12 毫升

热量	2646.4kJ
脂肪	32.5mg

功效

补钙

补肾养血

滋阴润燥

做法

1. 将洗净去皮的生姜切片，再切细丝；洗净的葱切成细末；洗净去皮的莲藕切小块。

2. 锅中倒水烧开，放入排骨段，氽煮约 1 分钟，再捞出排骨，沥干水分。

3. 锅中注水烧热，撒上姜丝，倒入洗净的花生米、氽煮过的排骨段，搅拌均匀。

4. 取砂煲，盛入锅中的材料，置于旺火上，用小火煲煮约 1 小时，至排骨熟软。

5. 放入莲藕块，再加入少许盐、料酒、鸡汁，拌均匀调味，续煮约 10 分钟，撒入葱末，撒上胡萝卜片即成。

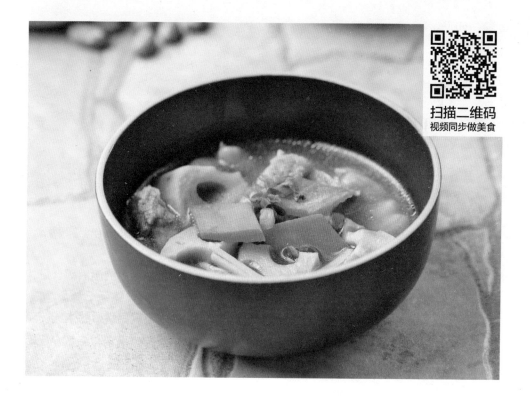

扫描二维码
视频同步做美食

04

豆腐 消除血脂，降低胆固醇

食物成分表

热量	410 千焦	铁	2.5 毫克
钙	138 毫克	膳食纤维	0.5 克
蛋白质	12.2 克	维生素 E	6.7 毫克
核黄素	0.03 毫克	锌	0.63 毫克
镁	63 毫克	胡萝卜素	1 微克
脂肪	4.8 克	钾	106 毫克

大豆蛋白维持体内氨基酸均衡

豆腐的原料是大豆，大豆被人们称为"田地长出的肉"，大豆含有优质的蛋白质、脂质、矿物质、维生素等营养元素，是营养价值十分丰富的食品。自古以来，豆腐都被人们当作长寿食品，在各种素食中十分常见。

以豆腐为代表的大豆加工食品中含有丰富的大豆蛋白、大豆皂角苷、卵磷脂、维生素 B 群、维生素 E、钙、钾、膳食纤维等营养物质。

豆腐中的大豆蛋白能够维持体内氨基酸的均衡，可以降低血液中的胆固醇含量，并且可能对血压调节有一定帮助。

科学研究表明，大豆中含有的大豆皂角苷能够抑制体内过氧化脂质的生成，降低体内胆固醇、中性脂肪的含量。

干贝茶树菇蒸豆腐

材料 豆腐 400 克，茶树菇 50 克，水发干贝 20 克，蟹味菇 50 克，姜末 5 克，蒜蓉 5 克，葱花 5 克

调料 鸡粉 3 克，盐 2 克，生抽 8 毫升，食用油适量

热量	2191.6kJ
脂肪	25.1mg

功效
预防骨质疏松
增进食欲
预防心血管疾病

做法

1. 洗净的茶树菇从中间对切开成长段；备好的豆腐切成小块，装入盘中。
2. 用油起锅，倒入姜末、蒜蓉，爆香，放入茶树菇段、蟹味菇，翻炒片刻至软。
3. 加入泡发好的干贝，快速翻炒均匀，加入盐、鸡粉，翻炒调味，浇在豆腐块上。
4. 电蒸锅注水烧开，放入豆腐块，蒸 10 分钟，取出，淋上生抽，撒上备好的葱花即可。

扫描二维码
视频同步做美食

豆腐菠菜玉米粥

材料 豆腐 150 克，菠菜 100 克，玉米碎 80 克

调料 盐 1 克，芝麻油适量

热量	1151.4kJ
脂肪	11.8mg

功效

帮助消化

预防动脉硬化

做法

1. 洗净的菠菜切小段；洗好的豆腐切块。
2. 锅中注水烧开，倒入切好的豆腐，拌均匀，略煮一会儿，捞出，沥干水分。
3. 沸水锅中放入菠菜段，拌均匀，煮约半分钟，至其变软，捞出，沥干水分。
4. 砂锅中注水烧开，倒入洗好的玉米碎、豆腐块、菠菜段，拌均匀，加少许盐，拌均匀调味，略煮片刻，淋入适量芝麻油，拌煮片刻，至食材入味即可。

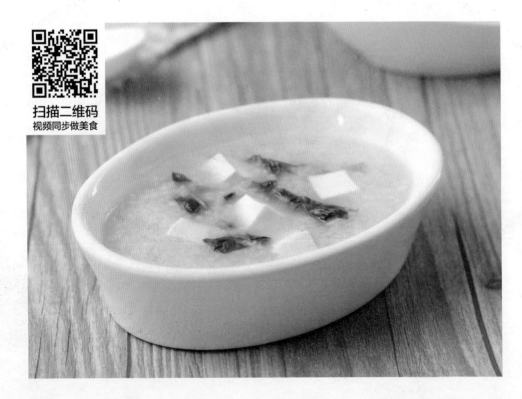

扫描二维码
视频同步做美食

锅塌豆腐

材料	豆腐 350 克，葱花少许
调料	盐 2 克，食用油适量

热量	1566.9kJ
脂肪	23mg

功效
清热润燥
预防心脑血管疾病
预防骨质疏松

做法

1. 将洗净的豆腐切厚片，再切成块。
2. 锅中注入适量清水烧开，加入少许盐，放入豆腐块，煮 1 分 30 秒，去除酸味后捞出。
3. 煎锅中注入适量食用油，烧热，倒入焯煮过的豆腐块，用小火煎出焦香味。
4. 翻转豆腐块，用小火煎一会儿，至金黄色，撒上少许盐，转动炒锅，再煎一小会儿，至入味，装入盘中，撒上葱花即成。

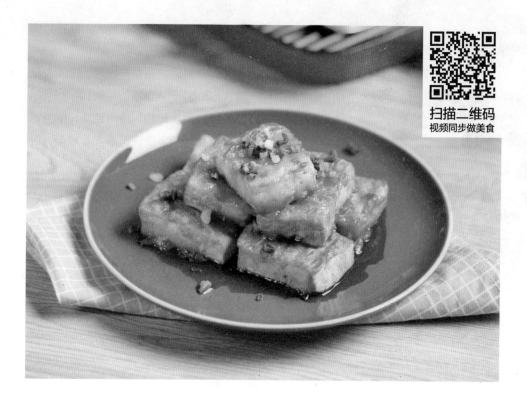

扫描二维码
视频同步做美食

蛤蜊豆腐炖海带

热量	2084.9kJ
脂肪	25.8mg
功效	

增强免疫力
滋阴明目

材料 蛤蜊 300 克，豆腐 200 克，水发海带 100 克，姜片、蒜末、葱花各少许

调料 盐 3 克，鸡粉 2 克，料酒、生抽各 4 毫升，水淀粉、芝麻油、食用油各适量

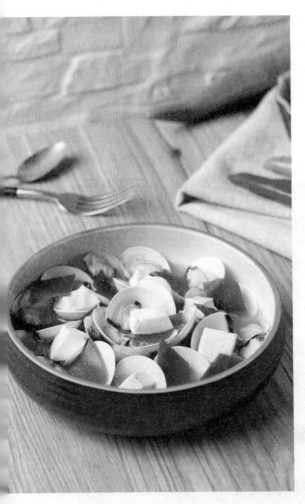

做法

1. 将洗净的豆腐切小方块；洗净的海带切块。

2. 锅中注水烧开，加入少许盐、切好的海带，煮约半分钟，倒入豆腐块，煮半分钟，捞出。

3. 用油起锅，放入蒜末、姜片，爆香，倒入焯过水的食材，炒匀。

4. 放入少许料酒、生抽，炒匀，注入适量清水，煮沸，倒入洗净的蛤蜊，炖 3 分钟。

5. 加入少许盐、鸡粉，炒匀调味，倒入适量水淀粉勾芡、少许芝麻油，炒匀，装入盘中，撒上葱花即成。

扫描二维码
视频同步做美食

黄豆文蛤豆腐汤

 材料 黄豆30克，文蛤300克，豆腐200克，姜片5克

调料 白胡椒粉3克，盐2克，食用油8毫升

热量	2215.8kJ
脂肪	23.5mg

功效

降糖降脂

增强免疫力

预防动脉硬化

做法

1. 黄豆洗净后用清水浸泡6小时。

2. 文蛤放入清水中，加盐浸泡3小时，冲洗净泥沙，沥干水分，待用。

3. 豆腐切成小块，备用。

4. 泡好的黄豆放入锅内加水煮熟，捞出。

5. 另起锅，倒入食用油，烧至七成热时，放入姜片爆香，再倒入文蛤，炒至开壳。

6. 加入清水煮沸，再加入煮熟的黄豆、豆腐块，调入盐、白胡椒粉，再煮3分钟，出锅装盘即可。

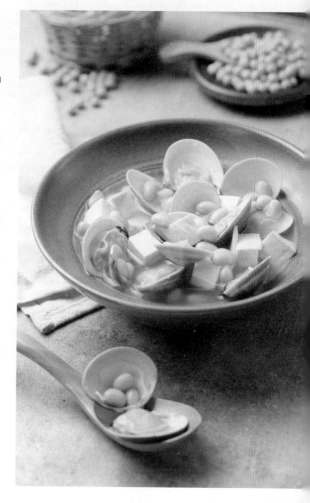

05

紫菜 降低胆固醇

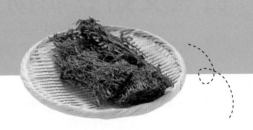

食物成分表

热量	958 千焦	铁	90.4 毫克
水分	15.6 克	钠	2132 毫克
蛋白质	27.1 克	维生素 B_1	10.42 毫克
碳水化合物	40.5 克	维生素 B_2	20.4 毫克
磷	382 毫克	维生素 A	42.3 毫克
钾	3054 毫克		

紫菜中的牛磺酸

紫菜是十分有代表性的低热量食品，其蛋白质含量丰富，且氨基酸的含量也完全可以媲美大豆。

使紫菜变得美味的成分主要有谷氨酰胺、丙氨酸和牛磺酸。其中，牛磺酸是一种备受关注的营养素，它可能有助于调节血压、改善脂质代谢，并在一定程度上帮助提高有益胆固醇 HDL 水平。

另外，紫菜中还含有水溶性膳食纤维。紫菜中含有的膳食纤维比较柔软，因此进入到肠胃后不会给肠胃壁造成伤害，并且能够抑制肠内细菌的繁殖。

紫菜中的胡萝卜素含量比海带要高。

砂锅紫菜汤

材料 紫菜、芦笋、香菇、小白菜、豆腐各50克，素汤、姜各适量

调料 盐2克，生抽8毫升，香油5毫升，花生油8毫升

热量	1210.4kJ
脂肪	15.8mg

功效

降低胆固醇

增强免疫力

预防甲状腺肿大

做法

1. 将紫菜去除杂质，掰成碎块；芦笋洗净，切成小片；香菇、豆腐切成细丝。
2. 将小白菜洗净；姜洗净，去皮切成末。
3. 炒锅注花生油烧热，放入芦笋片、香菇丝、豆腐丝略煸。
4. 添入素汤，放入紫菜块烧沸，倒在砂锅内。
5. 砂锅内加入盐、生抽、姜末，淋入香油，放入小白菜略烧即可。

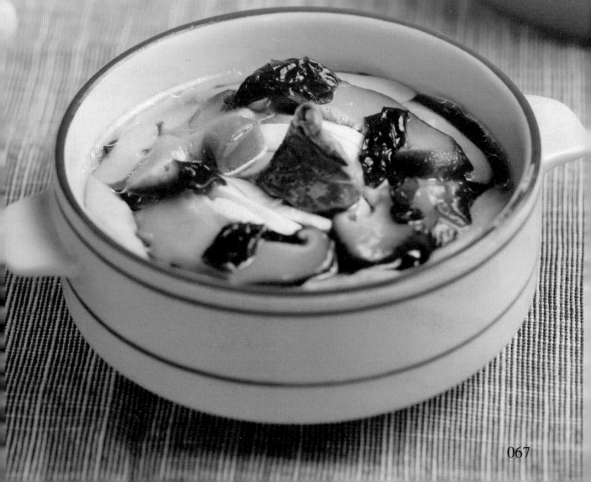

紫菜包饭

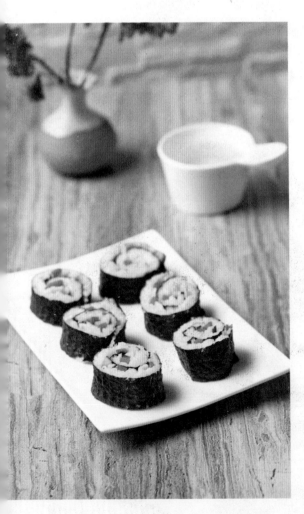

热量	2646.3kJ
脂肪	7.4mg
功效	

抗老化

降血糖

健脑安神

材料 寿司紫菜1张，黄瓜120克，胡萝卜100克，鸡蛋1个，酸萝卜90克，糯米饭300克

调料 鸡粉2克，盐5克，寿司醋4毫升，食用油适量

做法

1. 洗净去皮的胡萝卜切条；洗净的黄瓜切条；鸡蛋打入碗中，放入盐，打散、调匀。

2. 锅中注油烧热，倒入蛋液，摊成蛋皮，取出，切成条。

3. 沸水锅中放入鸡粉、盐、食用油、胡萝卜条、黄瓜条，焯熟捞出。

4. 将糯米饭倒入碗中，加入寿司醋、盐，拌均匀。

5. 竹帘上放上寿司紫菜，铺上糯米饭，压平，放上胡萝卜条、黄瓜条、酸萝卜、蛋皮，卷起竹帘，压成紫菜包饭，切成大小一致的段，装入盘中即可。

扫描二维码
视频同步做美食

紫菜黄花菜豆腐煲

热量	1083.2kJ
脂肪	6.5mg

功效

降血压
预防动脉硬化

材料 豆腐 150 克，干黄花菜 30 克，虾皮 10 克，水发紫菜 5 克，枸杞 5 克

调料 盐、鸡粉各 2 克

做法

1. 洗净的豆腐切片。

2. 干黄花菜用开水泡发。

3. 砂锅中注水烧热，倒入笋干，放入虾皮、切好的豆腐，拌均匀。

4. 加入盐、鸡粉，拌均匀，加盖，用大火煮 15 分钟至食材熟透。

5. 揭盖，倒入枸杞、水发紫菜。

6. 加入盐、鸡粉，拌均匀，盛出，装入碗中即可。

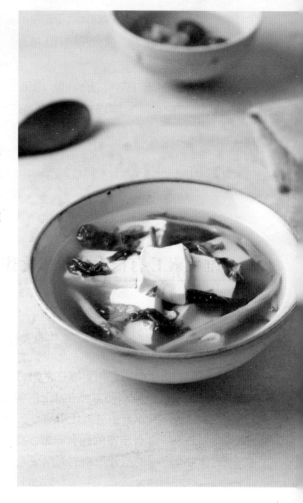

06

牛油果 去除自由基，预防动脉硬化、抗老化

食物成分表

热量	243 千焦	维生素 A	64.2 毫克
水分	84 克	维生素 B_2	20.02 毫克
蛋白质	1.1 克	维生素 C	8 毫克
脂肪	0.7 克	磷	41 毫克
碳水化合物	13.5 克	视黄醇	74.3 微克
钠	4.0 毫克	钠	10 毫克

维生素 E 有很强的抗氧化作用

牛油果的果肉中虽然含有约20%的脂肪，但基本上都是不饱和脂肪酸油酸。不饱和脂肪酸可以帮助维持血管健康，降低动脉硬化风险，所以食用后不用担心胆固醇摄取过量。

另外，由于维生素B_2、维生素C、维生素E含量丰富，所以牛油果是一种营养价值较高的水果。特别是其维生素E的含量十分丰富，维生素E有着很强的抗氧化作用，可以防止身体产生过氧化脂质，在一定程度上降低动脉粥样硬化的风险。

牛油果中含有丰富的膳食纤维，具有缓解便秘的效果，其中基本不含糖分，所以对饮食有严格的糖分限制的人也毫无负担。

豆腐牛油果饭

热量	2382.8kJ
脂肪	24.4mg

功效

预防癌症
预防动脉硬化

 材料 牛油果 100 克，冷米饭 150 克，豆腐 80 克，姜末、蒜末各少许

调料 盐 3 克，白糖 10 克，白胡椒粉 2 克，生抽 3 毫升，食用油 5 毫升

做法

1. 牛油果对半切开，剥去皮，切开去核，切成小块；洗净的豆腐切成丁。
2. 热锅注入食用油，倒入姜末、蒜末炒香。
3. 倒入冷米饭炒散，放入豆腐丁、牛油果块，炒匀。
4. 加入盐、白胡椒粉、白糖、生抽，炒匀入味即可。

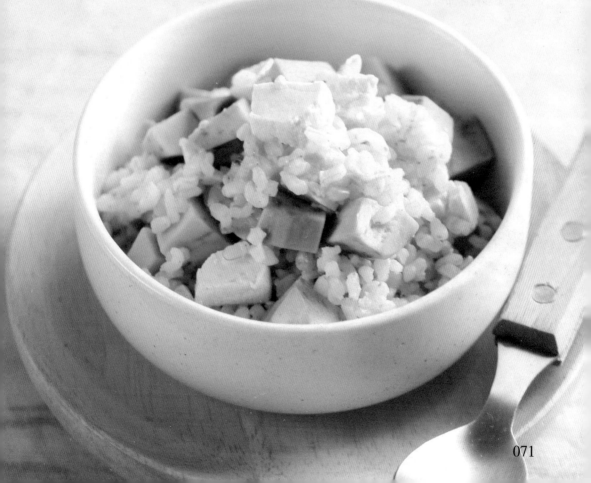

牛油果西柚沙拉

 材料 牛油果 120 克，西柚 50 克，洋葱、青菜各 10 克

调料 油醋汁适量，沙拉酱 5 克

热量	1242.6kJ
脂肪	27.5mg
功效	

预防心脏病
降血压

做法

1. 牛油果洗净去皮，对半切开，去核，将一半的牛油果摆入盘中。
2. 西柚去皮，取果肉，掰成小块；洋葱洗净，切成小粒。
3. 将切成粒的洋葱放入加盐的沸水中焯至熟，捞出，沥干水分。
4. 将西柚块、洋葱粒摆在牛油果上，淋上油醋汁，用洗净的青菜点缀，食用时加入适量沙拉酱即可。

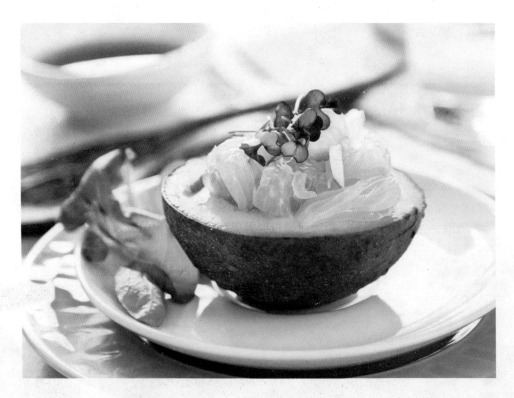

牛油果火腿沙拉

热量	2073.2kJ
脂肪	47mg

功效

降低胆固醇

预防便秘

 材料 牛油果 170 克，火腿 40 克

 调料 罗勒、橄榄油、盐各适量

做法

1. 牛油果洗净去皮，挖去果核，果肉切成瓣。

2. 火腿剥去外皮，切成丁块，入油锅，煎至表面微焦，飘出香味，捞出；罗勒洗净，切碎。

3. 把切好的牛油果摆入盘中，放上火腿丁和罗勒碎，淋入适量橄榄油，撒上盐即可。

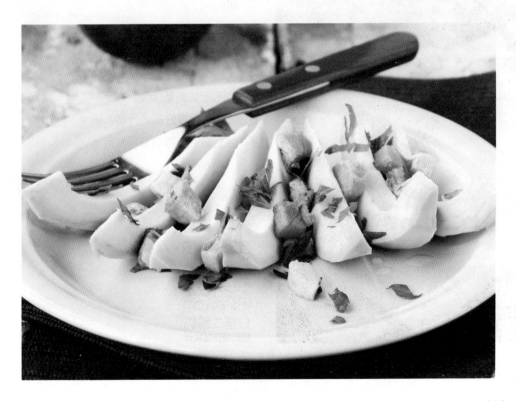

牛油果椰子油浓汤

热量	1708.3_{kJ}
脂肪	34.2_{mg}

材料 牛油果 120 克，芹菜 10 克，牛奶 100 毫升，高汤 200 毫升

调料 椰子油 5 毫升，盐 2 克，黑胡椒粉 3 克

功效

增强免疫力

预防高血压

预防动脉硬化

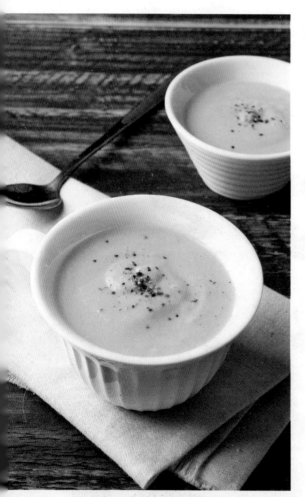

做法

1. 洗净的牛油果对半切开，去皮，去核，改切成小块，待用。
2. 往备好的榨汁杯中倒入牛油果块、芹菜、牛奶、高汤，加入椰子油、盐、适量黑胡椒粉。
3. 盖上盖，将榨汁杯安在底座上，开始榨取汁水。
4. 揭盖，将榨好的汁倒入锅中。
5. 将汤汁加热至沸腾。
6. 关火后将煮好的汤汁盛入碗中。
7. 撒上剩下的黑胡椒粉即可。

扫描二维码
视频同步做美食

牛油果元气早餐

热量	6288.6kJ
脂肪	82.1mg

功效

预防便秘
降低胆固醇

 材料 牛油果 340 克，吐司 145 克，香蕉 190 克，牛奶 250 毫升，生菜 20 克，圣女果 40 克，腰果 25 克

调料 黑芝麻、黑胡椒碎各适量

做法

1. 牛油果切片；香蕉去皮切成小块。

2. 备好榨汁机，放入一部分牛油果片、香蕉块，注入牛奶，榨 5 分钟后盛入杯中；用捣碎器将剩余的牛油果片、香蕉块捣成泥，制成果泥。

3. 将制好的果泥倒入备好的盘中；吐司对半切成三角形。

4. 将切好的吐司放入铺有油纸的烤盘上，再放入烤箱中，温度设置为 230℃，选择上、下火加热，时间为 5 分钟。

5. 打开烤箱，取出烤好的吐司，抹上制好的果泥，放在铺好的生菜上，撒上黑胡椒碎，放入腰果、黑芝麻、圣女果即可。

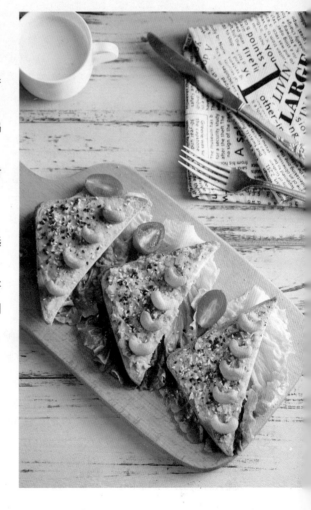

07

蓝莓 备受人们关注的花色苷

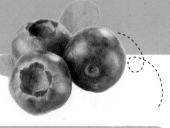

食物成分表

镁	0.11 毫克	维生素 A	80 毫克
磷	0.27 毫克	B 族维生素	5 毫克
钙	0.22 毫克	维生素 C	10 毫克
纤维素	250 毫克	钾	1 毫克
蛋白质	750 毫克	钙	25 毫克
脂肪	320 毫克	钠	75 毫克

强抗氧化物质多酚

蓝莓的原产地是美国，酸甜多汁的口感使其近来十分受人们欢迎。

蓝莓中含有丰富的强抗氧化物质多酚，是抗氧化能力较强的水果之一。蓝莓中的抗氧化成分可能有助于抑制低密度脂蛋白LDL的氧化，从而在一定程度上降低动脉粥样硬化和心血管疾病的风险。一些实验研究表明，蓝莓可能对癌细胞增殖产生抑制作用。此外，蓝莓富含膳食纤维，有助于促进肠道健康。

最近蓝莓这类的浆果备受人们关注的原因是其含有花色苷，这种色素有助于促进眼睛健康，减缓眼部疲劳。如今欧洲已经生产出了花色苷的药物用于治疗眼睛。

食用蓝莓后2～4小时内效果较佳，由于花色苷具有良好的水溶性，24小时之后就会被排出体外，因此如果要保持蓝莓护眼的效果，最好每天坚持食用蓝莓。

蓝莓派

热量	7930.3kJ
脂肪	146.8mg
功效	

增强视力

增强免疫力

材料 派皮 1 张，芝士 190 克，鸡蛋 50 克，淡奶油 150 毫升，蓝莓 70 克

调料 细砂糖 75 克

做法

1. 把派皮放进模具压实，将派底放在烤盘中。

2. 用剪刀在派底底部打孔排气后将烤盘放进烤箱烘烤约 15 分钟。

3. 把芝士、鸡蛋、淡奶油和细砂糖全部倒入另一容器中搅拌均匀。

4. 用裱花袋把搅拌好的派心挤入烤好的派底中。

5. 把派放进烤箱中烘烤，以上火 180℃、下火 160℃的温度，烤约 20 分钟。取出烤好的派，冷却后铺上蓝莓装盘即可。

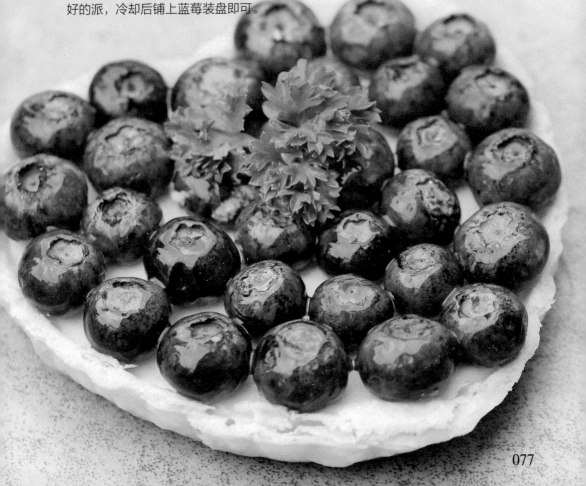

蓝莓包

热量	6286kJ
脂肪	37mg

材料 面粉 250 克，鸡蛋 2 个，牛奶 100 毫升，酵母粉 3 克，蓝莓果酱 50 克

调料 黄油 20 克，食盐 2.5 克，白砂糖 50 克

功效

预防癌症
预防动脉内斑块

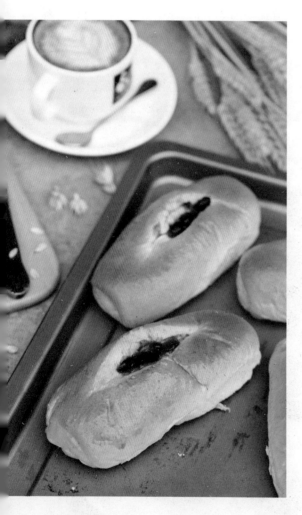

做法

1. 面包机中依次放入面粉、鸡蛋、白砂糖、黄油、牛奶、食盐、酵母粉，搅拌成面团后取出放在砧板上。

2. 把面团分成重约 60 克的小面团揉圆，用擀面杖擀成面饼。

3. 在面饼上涂一层蓝莓果酱，卷起来，放入烤箱中发酵 40 分钟至 2 小时。

4. 在发酵好的面团表面刷一层蛋液，把蓝莓果酱装入裱花袋，用刀在面团中间划一道口，挤入蓝莓果酱，放入烤箱，以上火 170℃、下火 150℃ 的温度，烤制10 ~ 12 分钟即可。

葡萄蓝莓汁

热量	959.4kJ
脂肪	3.4mg

功效
促进消化
保护视力
预防心血管疾病

 材料 蓝莓 120 克，葡萄 30 克，牛奶 40 毫升，
酸奶 40 毫升，柠檬汁 5 毫升

调料 蜂蜜 30 毫升

做法

1. 备好榨汁机，倒入蓝莓、葡萄。

2. 加入牛奶、酸奶、柠檬汁、蜂蜜。

3. 打开榨汁机开关，将全部食材打碎，搅拌均匀。

4. 将打好的葡萄蓝莓汁倒入杯中即可。

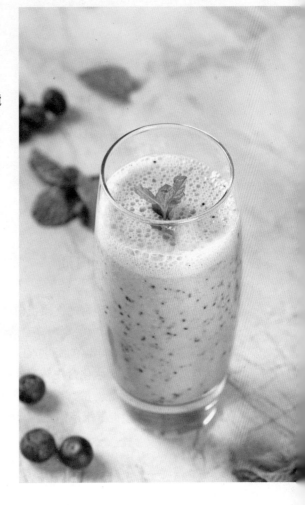

08

扇贝　　强化血管，预防动脉硬化

食物成分表

蛋白质	6.8 克	钙	142 毫克
维生素 B_1	10.05 毫克	铁	7.2 毫克
维生素 B_2	20.29 毫克	锌	11.69 毫克
维生素 E	11.85 毫克	钾	122 毫克
钾	310 毫克	钠	339 毫克
锌	2.7 毫克	硒	20.22 毫克

优质蛋白质

扇贝类食物中含有丰富的优质蛋白质，其柔嫩肥美的贝柱含有谷氨酸钠、次黄苷酸等氨基酸成分。

扇贝类食物中含有丰富的维生素B_1（能够将碳水化合物转变成能量）、维生素B_2（能够将脂肪或者碳水化合物转变成能量）、牛磺酸、钾、锌等营养物质。牛磺酸具有降低体内胆固醇含量、帮助肝脏解毒、维持人体正常血压的作用，钾元素可以降低血压，锌元素能够维持体内调节血糖的物质——胰岛素的稳定。

金菇扇贝

热量	1041kJ
脂肪	11.6mg

功效
降血压
调节血糖
预防动脉硬化

材料 扇贝4个，金针菇15克，红椒末10克，彩椒末10克

调料 盐2克，鸡粉、白胡椒粉各适量，食用油10毫升

做法

1. 将洗净的金针菇切成3厘米长的段，备用。
2. 将洗净的扇贝放在烧烤架上，用大火烤1分钟至起泡。
3. 在扇贝上淋入适量食用油，撒上少许盐，用夹子翻转扇贝肉，再次撒上适量盐，撒入少许的鸡粉、白胡椒粉。
4. 把切好的金针菇段放在扇贝肉上，撒入少许盐，用大火烤1分钟。
5. 放入红椒末、彩椒末，用大火继续烤1分钟至全部材料熟透，装入盘中即可。

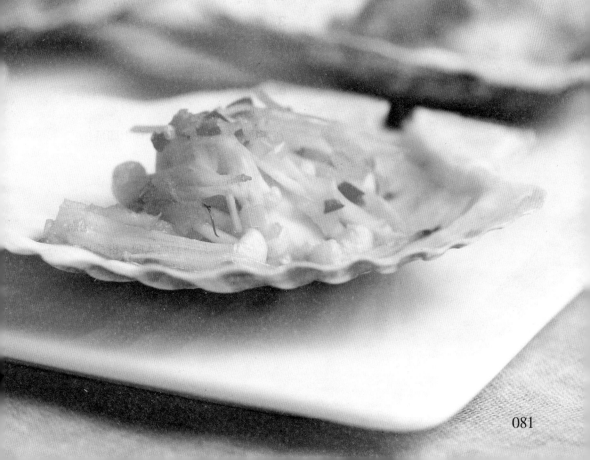

豉汁扇贝

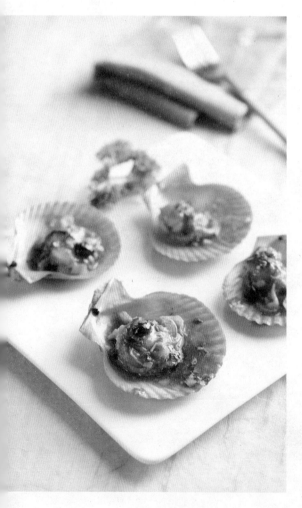

材料 扇贝 500 克，豆豉 20 克，香菜、蒜各适量

调料 生抽 5 毫升，蚝油 4 毫升，花生油 10 毫升，水淀粉、香油各适量

热量	2080.2ₖⱼ
脂肪	18.6ₘₒ

功效

降血压

调节血糖

预防动脉硬化

做法

1. 将扇贝用刀撬开成两半，去掉半边壳，洗净沥干。
2. 扇贝放入开水锅中煮熟，捞出，摆放入盘中。
3. 香菜洗净、切末，蒜洗净、切末。
4. 炒锅注入花生油烧热，下蒜末、豆豉炒香。
5. 放入蚝油、生抽，加入少许清水烧开。
6. 用水淀粉勾芡，淋入香油，撒上香菜末成豉汁。
7. 将豉汁均匀地浇在扇贝肉上即可。

蒜蓉粉丝蒸扇贝

热量	1165.7ₖⱼ

| 热量 | 1165.7kJ |
| 脂肪 | 11.1mg |

功效

降血压

调节血糖

预防动脉硬化

材料 净扇贝 180 克，水发粉丝 120 克，蒜末 10 克，葱花 5 克

调料 剁椒酱 20 克，盐 3 克，料酒 8 毫升，蒸鱼豉油 10 毫升，食用油适量

做法

1. 将洗净的粉丝切段；把洗净的扇贝肉放碗中，加入料酒、盐，拌均匀，腌渍约 5 分钟，去除腥味，待用。

2. 取一蒸盘，放入扇贝壳，在扇贝壳上倒入粉丝段和腌渍好的扇贝肉，撒上剁椒酱，待用。

3. 用油起锅，撒上蒜末，爆香，关火后盛出，浇在扇贝肉上。

4. 备好电蒸锅，烧开水后放入蒸盘，盖上盖，蒸约 8 分钟，取出，浇上蒸鱼豉油，点缀上葱花即可。

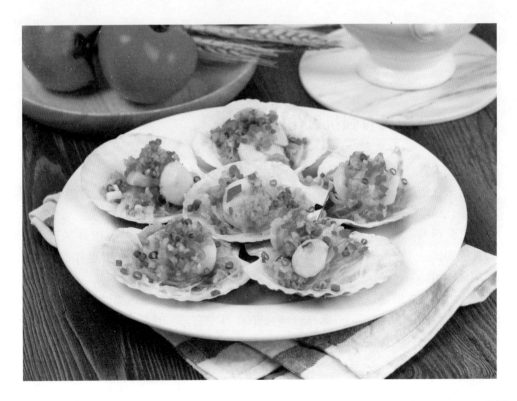

09

红葡萄酒 防止有害胆固醇氧化

食物成分表

钾	110 毫克	蛋白质	0.1 克
磷	13 毫克	碳水化合物	99.9 克
钙	7 毫克	脂肪	0.1 克
锰	0.15 毫克	膳食纤维	0.01 克
镁	9 毫克	维生素 B_1	0.08 毫克
热量	1673.6 千焦	维生素 B_2	0.2 毫克

红葡萄酒具有强抗氧化作用

红葡萄酒的强抗氧化作用能够预防动脉粥样硬化。

近来红葡萄酒由于含有丰富的多酚而备受人们关注。红葡萄酒中含有单宁酸、儿茶酚、简单多酚、黄酮醇等多酚类物质。

红葡萄酒中的多酚有着抗氧化作用，可以抑制低密度脂蛋白（LDL）的氧化以及血栓形成；儿茶酚则有着抗癌效果；另外，其中含有的红色花色苷也有着很好的抗氧化作用。

不过需注意的是，虽然红葡萄酒的抗氧化效果优秀，但是饮用过多不仅会引起酒精障碍症，还会引发高血压。适合的量在 1 杯左右。平时多食用蔬菜水果，把红葡萄酒看作抗氧化食品中的一种即可。

红酒香肠

热量	2675.7kJ
脂肪	40.8mg

功效

增强免疫力
软化血管

材料 香肠 200 克，洋葱 50 克，红葡萄酒 10 毫升，欧芹 10 克，蒜末适量，黄油 10 克

调料 橄榄油 10 毫升，胡椒粉 2 克

做法

1. 香肠切成厚薄均匀的片状；洋葱洗净切丝；欧芹洗净切碎。
2. 在烧热的锅中注入橄榄油，放入黄油，使之熔化。
3. 下蒜末爆香，放入香肠片翻炒均匀，淋入红葡萄酒。
4. 放入洋葱丝翻炒至熟，加入胡椒粉调味。
5. 盛出装盘，撒上欧芹碎即可。

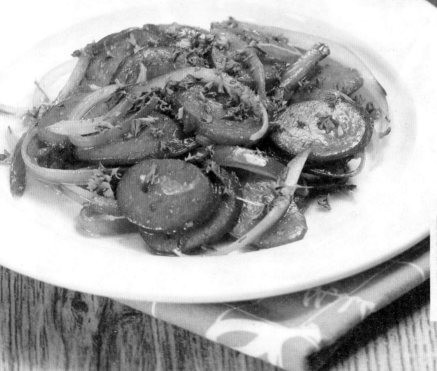

扫描二维码
视频同步做美食

红酒炖牛肉

 材料 牛肉块 200 克，口蘑 60 克，胡萝卜 95 克，洋葱 87 克，红酒 150 毫升

调料 番茄酱 40 克，盐 3 克，鸡粉 2 克，白糖 3 克，食用油适量

热量	2286.6kJ
脂肪	15.3mg
功效	

促进消化

预防心血管疾病

增强免疫力

做法

1. 洗净去皮的胡萝卜切滚刀块；处理好的洋葱切块；洗净的口蘑对半切开。

2. 锅中注入适量清水大火烧开，倒入备好的牛肉块，汆煮片刻，捞出，沥干水分。

3. 用油起锅，倒入洋葱块、胡萝卜块、口蘑、牛肉块，炒香，加入红酒、番茄酱、盐，炒匀，盛入砂锅中。

4. 砂锅中注水，用大火煮开后转小火炖 1 小时，放入白糖、鸡粉，搅匀调味即可。

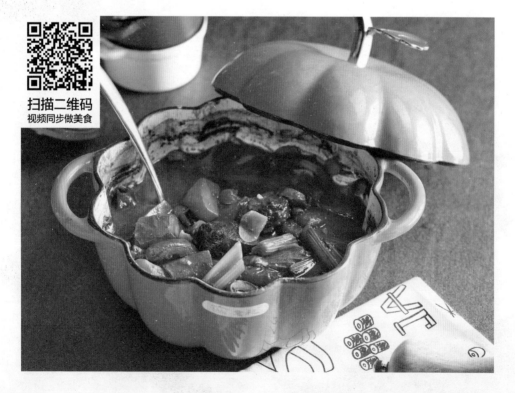

扫描二维码
视频同步做美食

红酒烩鸡肝苹果

 材料 鸡肝 200 克，苹果 180 克，洋葱 50 克，
鼠尾草、蒜末、姜末各适量

调料 盐 3 克，黑胡椒粉适量，胡椒粉 5 克，
橄榄油、柠檬汁各 10 毫升，干红葡萄
酒 20 毫升

热量	1933kJ
脂肪	20.1mg

功效

降低胆固醇

降血压

宁神安眠

做法

1. 将洗净的鸡肝切成片状；苹果洗净，去皮去核，切片；洋葱切丝。
2. 在烧热的锅中注入橄榄油烧热，放入蒜末、姜末爆香。
3. 放入鸡肝片、苹果片翻炒均匀，加入柠檬汁、胡椒粉入味。
4. 加入洋葱丝，倒入干红葡萄酒煮至熟，加入盐、黑胡椒粉调味。
5. 将烩好的鸡肝苹果装入盘中摆好，放上鼠尾草装饰即成。

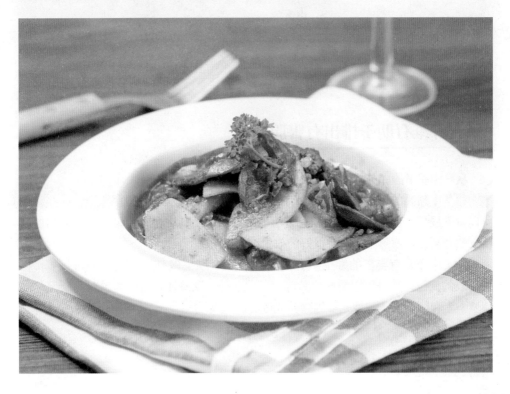

10

秋葵

黏黏的物质是秋葵重要的营养成分

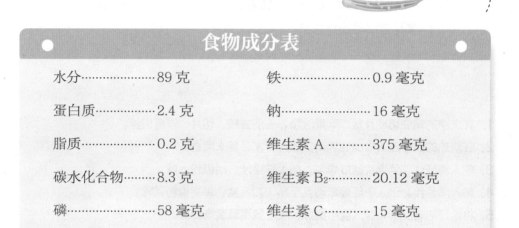

食物成分表

水分	89 克	铁	0.9 毫克
蛋白质	2.4 克	钠	16 毫克
脂质	0.2 克	维生素 A	375 毫克
碳水化合物	8.3 克	维生素 B_2	20.12 毫克
磷	58 毫克	维生素 C	15 毫克
钾	220 毫克		

膳食纤维有助于排出有害胆固醇

秋葵中黏黏的成分能够促进人体中的有害胆固醇排出。

秋葵中黏黏的口感源于其中含有的半乳糖和果胶等水溶性膳食纤维，这些黏液可以调理肠胃，促进肠内的糖和有害胆固醇排出，而其中含有的果胶能够抑制血糖值突然升高，对预防糖尿病有很好的效果。

秋葵中还含有丰富的维生素 B_1、维生素 B_2、维生素 B_3，它们能够将脂质转化为高效的能量，并且可以缓解疲劳等。除此之外，秋葵还含有能够预防脂质氧化的胡萝卜素和降低血压的钾元素等营养成分。

豆苗秋葵纳豆汤

热量	1289.5kJ
脂肪	17.2mg

功效
降血脂
降血压
预防癌症

材料 豆苗、秋葵各 200 克，纳豆 50 克

调料 盐 2 克，鸡粉 1 克，胡椒粉 2 克，食用油适量

做法

1. 洗净的秋葵切成圈。

2. 锅中注入适量清水烧开，放入泡发的纳豆，再加入秋葵圈、食用油、鸡粉，拌均匀，放入少许盐。

3. 盖上盖，用中火煮 2 分钟至七成熟，揭开盖，放入豆苗，拌均匀，煮至熟软。

4. 放入少许胡椒粉、盐，拌均匀调味，将煮好的汤料盛出，装入汤碗中即可。

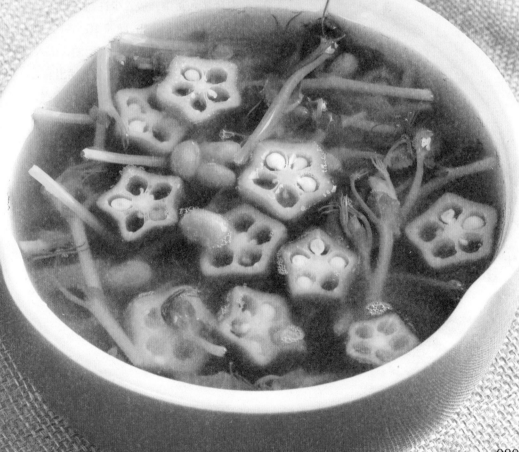

秋葵炒肉片

<table>
<tr><td>热量</td><td>1632.1kJ</td></tr>
<tr><td>脂肪</td><td>19.5mg</td></tr>
</table>

功效

促进消化

降血脂

保护肝脏

材料 秋葵 180 克，猪瘦肉 150 克，红椒 30 克，姜片、蒜末、葱段各少许

调料 盐 2 克，鸡粉 3 克，水淀粉 3 毫升，生抽 3 毫升，食用油适量

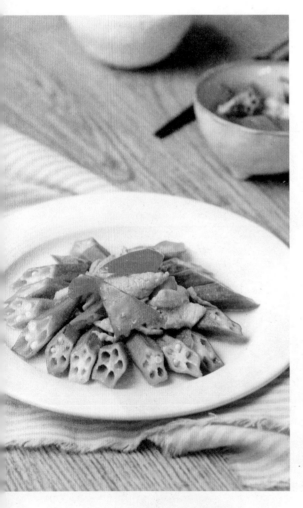

做法

1. 将洗净的红椒切成小块，洗好的秋葵切成段，洗净的猪瘦肉切成片。

2. 将肉片装入碗中，放入少许盐、鸡粉、水淀粉、适量食用油，腌渍 10 分钟。

3. 锅中注水烧开，加入少许食用油，倒入秋葵段，焯煮半分钟至其断生，捞出。

4. 用油起锅，放入姜片、蒜末、葱段，爆香，倒入肉片，搅散，炒至转色，加入秋葵段，炒匀。

5. 放入红椒块，加入生抽，炒匀，加入盐、鸡粉，炒匀调味即可。

扫描二维码

视频同步做美食

山药炒秋葵

 材料 山药 200 克，秋葵 6 个，小葱 1 根，蒜 2 瓣，辣椒少许

调料 食用油适量，盐 2 克，胡椒粉少许

热量	1059.8kJ
脂肪	10.5mg

功效

健脾益胃

降血糖

预防心血管疾病

做法

1. 将山药去皮后，再切滚刀块。

2. 锅中注入适量食用油烧热，放入切好的山药，炸至金黄色，捞出，沥干油，备用。

3. 秋葵洗净，沥干水分，切成片；蒜瓣、辣椒均切成片；小葱切葱花，备用。

4. 锅置火上，倒入适量食用油烧热，放入蒜片，以中火爆香，倒入炸好的山药块，翻炒 1 分钟。

5. 锅中加入秋葵片、辣椒片，快速翻炒均匀，加入盐、胡椒粉炒香，起锅前加入葱花即可。

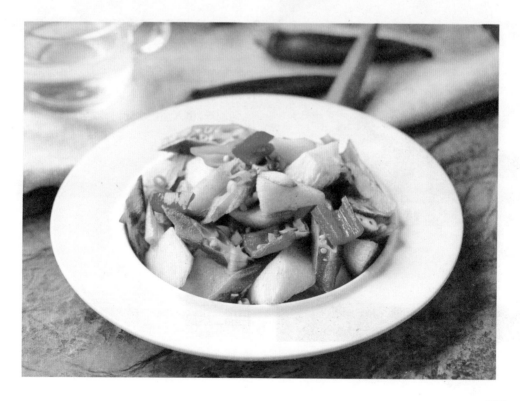

蒜香秋葵

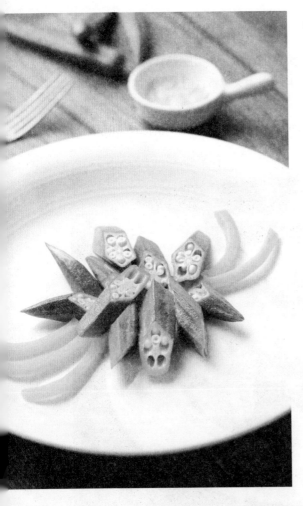

材料 秋葵 120 克，红椒 30 克，蒜末少许

调料 盐 4 克，鸡粉 2 克，料酒 4 毫升，水淀
粉 3 毫升，食用油适量

热量	643.9ᴋᴊ
脂肪	10.1ᵐᵍ

功效
促进消化
增强免疫力
缓解疲劳

做法

1. 洗净的秋葵去蒂，对半切开，改切成小
   块；洗好的红椒切成小块。

2. 锅中注水烧开，放入适量食用油，加入
   少许盐，倒入秋葵块、红椒块，煮半分钟，
   捞出。

3. 锅中倒入适量食用油烧热，放入蒜末，
   爆香，倒入焯过水的秋葵块和红椒块，
   炒匀。

4. 淋入适量料酒，加入适量盐、鸡粉，炒
   匀调味，倒入适量水淀粉,炒至均匀即可。

扫描二维码
视频同步做美食

蒜香秋葵炒牛肉

热量	2104.1kJ
脂肪	14.9mg

功效

补铁补血
增强免疫力

 材料 牛里脊 200 克，红椒 100 克，秋葵 200 克，蒜 50 克，蛋清 35 克

调料 盐 3 克，生抽 4 毫升，蚝油 3 毫升，白糖 3 克，食用油适量，淀粉少许

做法

1. 秋葵洗净，煮 3 分钟，去柄切成小块。

2. 红椒洗净切小块；蒜剥好；牛里脊去除筋膜后切成蒜粒大小的块。

3. 切好的牛里脊加蚝油、生抽、蛋清和淀粉抓匀，腌渍 1 小时以上。

4. 油锅烧热，加入蒜，炒至呈金黄色后盛出。

5. 热油锅中下入牛里脊滑油至其变色后立即盛出。

6. 油锅内留底油，加入白糖，小火炒出红棕色的糖泡。

7. 下入牛肉粒煸炒至牛肉上色，再下秋葵块、红椒块、蒜，调入盐，炒匀、炒透即可。

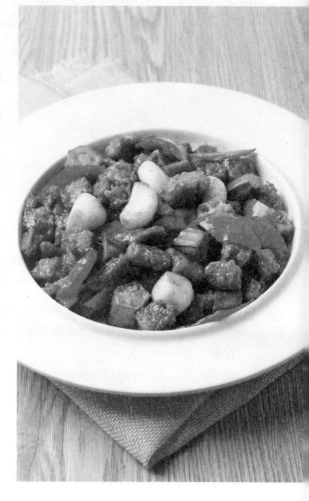

11

牛蒡 清扫肠胃

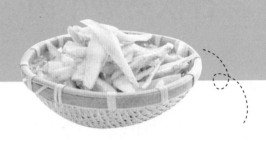

食物成分表

热量	410 千焦	钾	370 毫克
水分	74 克	铁	0.9 毫克
蛋白质	2.5 克	钠	6.0 毫克
脂质	0.7 克	维生素 B_1	10.04 毫克
碳水化合物	21.8 克	维生素 B_2	20.03 毫克
磷	95 毫克	维生素 C	4.0 毫克

调理肠胃、预防动脉硬化

　　牛蒡中含有纤维素、木质素等不溶性膳食纤维，有助于促进肠道蠕动和维持肠道健康。其抗氧化成分可能有助于降低血脂水平，并在一定程度上减少动脉粥样硬化的风险。

　　不溶性膳食纤维基本不会被人体肠道吸收，经过肠道时反而会吸进肠道中的有害物质，然后随粪便一起排出。由于其能够吸收并促进致癌物质排出，因此也有着预防大肠癌的效果。

　　牛蒡中的木质素是一种能够增加细胞壁硬度，不能被人体大肠所吸收的植物纤维。当牛蒡切割的切面越多时，木质素在烹饪过程中析出的量就会增加。因此，烹调牛蒡时我们尽可能将其切薄切细。

金平牛蒡

材料 牛蒡 100 克，胡萝卜 30 克，葱丝适量

调料 盐 2 克，白砂糖 10 克，清酒 5 毫升，
酱油 5 毫升，食用油适量

做法

1. 牛蒡切细丝，备用；胡萝卜去皮，洗净切细丝。

2. 锅中注油烧热，放入牛蒡丝，中火炒 2 分钟。

3. 将胡萝卜丝放入锅中，继续炒 3 分钟。

4. 将火暂时关掉，加入白砂糖、清酒、酱油、盐，拌均匀，再打开火，翻炒均匀后盛出，
放上葱丝即可。

热量	1070.7ₖⱼ
脂肪	15.2mg

功效
清热解毒
降血压
防癌抗癌

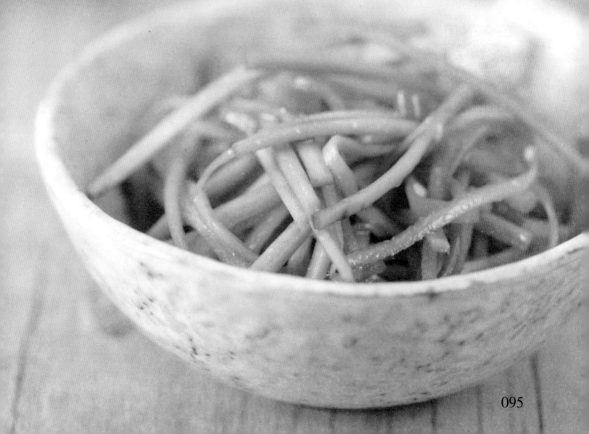

鸡肉牛蒡糯米饭

热量	6992.7kJ
脂肪	23.9mg

功效
润肠通便
降血压
增强免疫力

 材料 大米 180 克，糯米 180 克，鸡腿肉 1 片，牛蒡 200 克，姜 30 克，干香菇 5 克，胡萝卜 100 克，葱花适量

调料 酱油 15 毫升，白糖 5 克，米酒 5 毫升，味醂 3 毫升，橄榄油 8 毫升

做法

1. 将姜切末，胡萝卜切丝，鸡腿肉切成小块，泡发好的香菇切块，牛蒡切丝。

2. 糯米与大米混在一起洗，沥干水分，放入锅中，倒入等量的水，浸泡 30 分钟以上。

3. 锅中倒油，开火加热，放入姜末爆香，放入鸡腿肉块炒至变色，加入牛蒡丝炒软，加入胡萝卜丝和香菇块炒出水分，倒入酱油和米酒炒匀，加入白糖、味醂炒至水分收干。

4. 锅不要洗，放入泡过水的米和 350 毫升水，拌均匀后盖上锅盖，开中火加热至水沸，转小火炊煮 10 分钟。打开锅盖放入步骤 3 中的材料，盖上锅盖蒸煮 15 分钟，稍微拌均匀饭，盛入饭碗，撒入适量葱花即完成。

扫描二维码
视频同步做美食

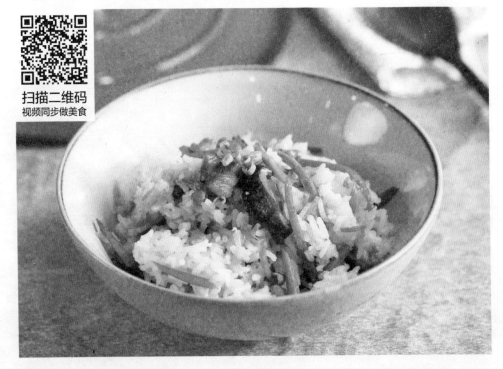

糙米牛蒡饭

热量	1943kJ
脂肪	2.1mg
功效	

功效
促进消化
降低胆固醇
促进血液循环

 材料 水发大米 60 克，水发糙米 60 克，牛蒡 50 克

调料 白醋适量

做法

1. 洗好去皮的牛蒡切成条，再切成丁。

2. 锅中注水大火烧开，倒入牛蒡丁，搅拌均匀，淋入白醋，搅匀，煮至断生，捞出，沥干水分。

3. 砂锅中注水大火烧热，倒入泡发好的糙米、大米，放入牛蒡丁，搅拌均匀。

4. 盖上锅盖，大火煮开后转中火煮 40 分钟至熟，装入碗中即可。

扫描二维码
视频同步做美食

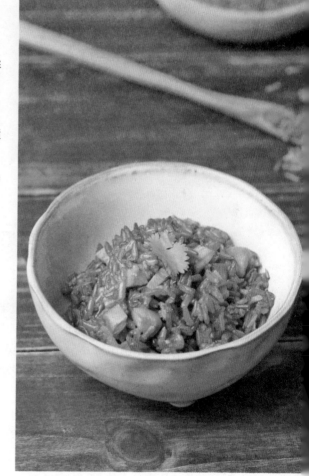

12

菠菜 含有丰富的维生素和铁元素

食物成分表

热量	92 千焦	钾	460 毫克
水分	93 克	铁	2.1 毫克
蛋白质	2.1 克	维生素 B_1	10.05 毫克
脂质	0.5 克	维生素 B_2	20.08 毫克
碳水化合物	3.0 克	维生素 C	9.0 毫克
磷	45 毫克		

铁元素有预防贫血的效果

铁元素是组成血液的元素之一，有预防贫血的效果。

虽然菠菜中维生素 C 和矿物质含量丰富，但是产出的季节不同，营养成分含量可能会有所变化。每年 11 月到来年春天是菠菜盛产的季节，但是夏季也可以买到菠菜，夏季的菠菜中维生素 C 的含量仅为冬季菠菜的三分之一，而其中有着预防癌症、动脉硬化作用的胡萝卜素也仅为冬季菠菜的 70%。时令蔬菜一般营养价值更高，因此平时注意按季节食用蔬菜。

菠菜是铁元素含量最高的蔬菜，而铁元素与血液循环、造血作用密不可分。菠菜茎秆的红色部分则含有丰富的锰元素，影响着人体骨骼形成，还具有促进血液凝结的作用。此外，菠菜还含有促使人体排出多余盐分、维持血液循环通畅的钾元素，对预防高血压十分有效。

日式拌菠菜

热量	977kJ
脂肪	10.5mg

功效
防治便秘
促进新陈代谢
增强免疫力

材料 菠菜 400 克，辣椒丝 1 克，葱末 5 克，
蒜泥 10 克，白芝麻 3 克

调料 生抽 3 毫升，盐 2 克，芝麻油 8 毫升

做法

1. 清理好的菠菜去根，切段。
2. 在沸水锅中放入菠菜段、盐，焯烫 2 分钟至断生，捞起沥干水，晾凉。
3. 备好的碗中放入蒜泥，再加入葱末，淋入生抽、少许芝麻油、白芝麻，拌均匀，调成酱汁。
4. 将调好的酱汁倒入菠菜碗中拌均匀后装盘，放上辣椒丝即可。

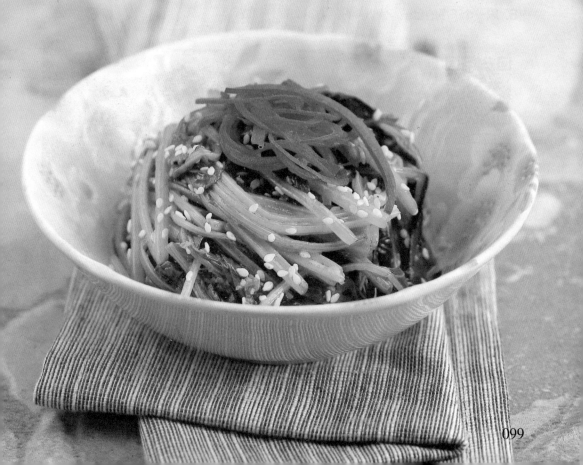

菠菜拌胡萝卜

材料　胡萝卜 85 克，菠菜 200 克，蒜末、葱花各少许

调料　盐 3 克，鸡粉 2 克，生抽 6 毫升，芝麻油 2 毫升，食用油少许

热量	955.2kJ
脂肪	12.1mg

功效

通肠导便

促进生长发育

做法

1. 将洗净去皮的胡萝卜切片，再切成丝；洗净的菠菜切去根部，再切成段。
2. 锅中注入适量清水烧开，加入少许食用油、盐，倒入胡萝卜丝，用大火煮约 1 分钟。
3. 再倒入切好的菠菜，搅拌均匀，煮约半分钟，至食材熟软，捞出食材，沥干水分。
4. 将焯好的胡萝卜丝和菠菜段装入碗中，撒上蒜末、葱花，加入少许盐、鸡粉，淋入适量生抽，再倒入少许芝麻油，快速搅拌一会儿，至食材入味。
5. 取一个干净的盘子，盛入拌好的食材，摆好即成。

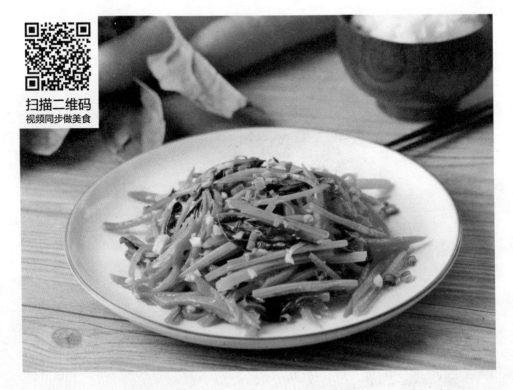

扫描二维码
视频同步做美食

多宝菠菜

材料 菠菜 250 克，火腿、土豆各 50 克，松仁、花生米、白芝麻、清汤各适量

调料 盐 2 克，鸡粉 1 克，白糖少许，胡椒粉 2 克，水淀粉、花椒油各 5 毫升，料酒 10 毫升，食用油适量

热量	1906.2kJ
脂肪	31.5mg

功效

预防贫血

排毒

促进血液循环

做法

1. 菠菜洗净，去除根部，切成段；土豆去皮洗净切成丁；火腿切成小丁。

2. 锅中注色拉油烧热，放入松仁、花生米炸香，捞出炸好的食物，沥油。

3. 锅内加水烧开，将菠菜段略焯，冲凉后装盘。

4. 锅内注色拉油烧热，放入土豆丁略炒，倒入清汤，放入松仁、花生米、火腿丁烧开。

5. 加入盐、白糖、鸡粉，用水淀粉勾芡，将烧好的汤汁浇在菠菜上，撒上白芝麻即可。

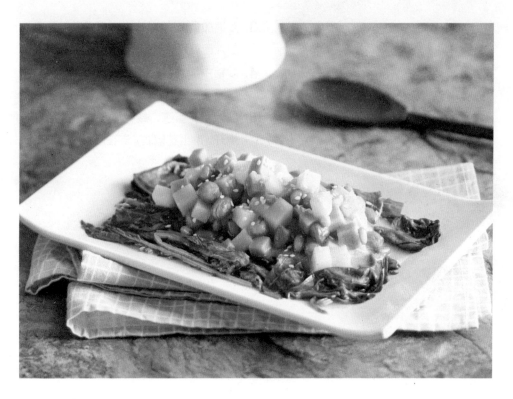

金银蛋浸菜

| 热量 | 1635.9kJ |
| 脂肪 | 24.9mg |

材料 菠菜 300 克,松花蛋、咸鸭蛋各 1 个,蒜瓣适量

调料 盐 2 克,高汤、花椒油、食用油各适量

功效

促进消化

缓解缺铁性贫血

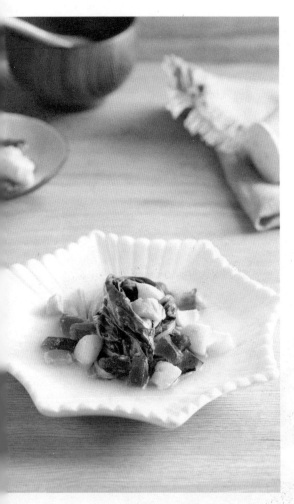

做法

1. 菠菜切除根部,冲洗干净切段,锅中加水烧开,放入菠菜段焯熟,捞出,沥干水分,备用。

2. 松花蛋、咸鸭蛋去壳切成丁;蒜瓣切成小粒。

3. 炒锅加食用油烧热,放入部分蒜粒炒香,放入菠菜段、盐略炒,盛盘。

4. 炒锅中加入食用油烧熟,下入剩余蒜粒煸至上色。

5. 放入松花蛋丁、咸鸭蛋丁略炒,加高汤烧开,淋上花椒油,浇在菠菜段上即可。

肉酱菠菜

材料 菠菜 300 克，里脊肉 200 克，洋葱末、
蒜末、葱末各少许

调料 盐、味精、白糖、甜面酱、蚝油、料酒、
食用油各适量

热量	1961kJ
脂肪	23.4mg

功效
促进生长发育
预防贫血
增强免疫力

做法

1. 菠菜两端修齐整；将里脊肉切碎，剁成
   肉末。
2. 锅中加适量清水烧开，加入食用油、盐
   拌均匀。
3. 放入菠菜，焯水约 1 分钟，捞出装盘。
4. 用油起锅，放入蒜末、葱末、洋葱末炒香。
5. 倒入肉末，加入料酒，翻炒约 1 分钟，
   至食材熟透。
6. 加甜面酱、蚝油炒匀，加盐、味精、白糖，
   拌炒至入味，盛在菠菜上即可。

扫描二维码
视频同步做美食

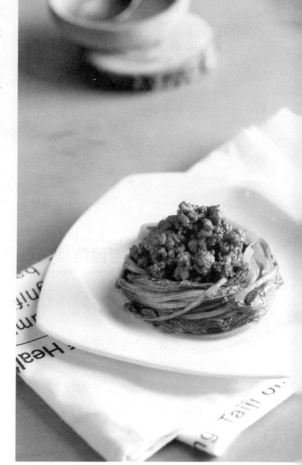

13

玉米   玉米胚芽中的营养成分含量最高

食物成分表

热量	820 千焦	钾	238 毫克
水分	77.1 克	铁	1.5 毫克
蛋白质	4.0 克	钠	1.1 毫克
脂质	2.3 克	维生素 B_1	10.21 毫克
碳水化合物	40.2 克	维生素 B_2	20.06 毫克
磷	187 毫克	维生素 C	10 毫克

维生素 E 能预防动脉硬化

　　玉米的胚芽中含有丰富的营养成分，比如维生素 E、维生素 B_1、维生素 B_2、亚油酸、蛋白质等。

　　玉米中含有大量的膳食纤维，有助于促进肠道蠕动，缓解便秘，并可能有助于降低大肠癌的风险。

　　玉米须是玉米雄花的柱头部分，在传统医学中被用于利尿和缓解水肿，一些研究表明其可能有助于降低血压，但仍需更多研究验证。

彩椒山药炒玉米

热量	989.5kJ
脂肪	11mg

功效

预防癌症

预防便秘

预防动脉硬化

材料 鲜玉米粒60克，彩椒25克，圆椒20克，山药120克

调料 盐2克，白糖2克，鸡粉2克，水淀粉10毫升，食用油适量

做法

1. 洗净的彩椒、圆椒均切成块；洗净去皮的山药切成丁。

2. 沸水锅中倒入玉米粒、山药丁、彩椒块、圆椒块、食用油、盐，煮熟后捞出食材。

3. 用油起锅，倒入焯过水的食材，炒匀，加入盐、白糖、鸡粉，炒匀调味。

4. 用水淀粉勾芡，关火后盛出炒好的菜肴即可。

扫描二维码
视频同步做美食

莴笋玉米鸭丁

材料 ▶ 鸭胸肉160克，莴笋150克，玉米粒90克，彩椒50克，蒜末、葱段各少许

调料 ▶ 盐、鸡粉各3克，料酒4毫升，生抽6毫升，水淀粉、芝麻油、食用油各适量

热量	1724.2kJ
脂肪	18.7mg

功效

促进消化

清热健脾

预防动脉硬化

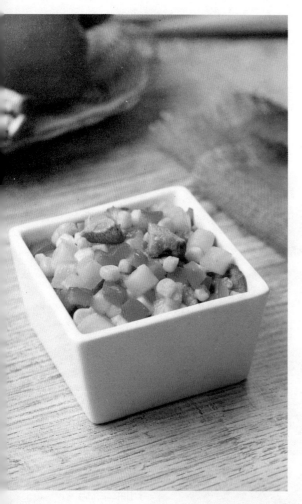

做法 ▶

1. 将洗净去皮的莴笋切丁，洗好的彩椒切成小块，洗净的鸭胸肉切丁。

2. 把鸭肉丁装入碗中，加入少许盐，淋入适量料酒、生抽，腌渍约10分钟。

3. 锅中注水烧开，加入少许盐、食用油、莴笋丁、玉米粒、彩椒块，煮约1分钟，捞出。

4. 用油起锅，倒入腌好的鸭肉丁，炒至松散，淋入少许生抽，炒匀，再淋上适量料酒，炒匀提味，倒入蒜末、葱段，炒出香味。

5. 放入焯过水的食材，翻炒至变软，加入少许盐、鸡粉，炒匀调味，倒入少许水淀粉勾芡，淋入适量芝麻油，炒至入味即成。

扫描二维码
视频同步做美食

玉米煲老鸭

热量	3376.9kJ
脂肪	36.9mg

功效

养胃生津
降低胆固醇
增强免疫力

 材料 玉米段 100 克，鸭肉块 300 克，红枣、枸杞各少许，高汤适量，姜片适量

调料 鸡粉 2 克，盐 2 克

做法

1. 锅中注水烧开，放入鸭肉块，煮 2 分钟，汆去血水，捞出后过冷水。

2. 另起锅，注入高汤烧开，加入鸭肉块、玉米段、红枣、姜片，拌均匀。

3. 盖上锅盖，炖 3 小时至食材熟透，揭开锅盖，放入枸杞，拌均匀。

4. 加入少许鸡粉、盐，搅拌均匀，煮 5 分钟，盛出即可。

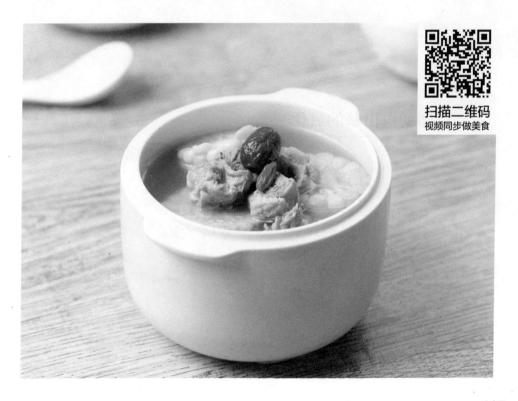

扫描二维码
视频同步做美食

14

西红柿 抑制自由基的氧化，预防癌症

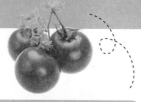

食物成分表

热量	62.8 千焦	钙	8 毫克
水分	95.6 克	磷	24 毫克
蛋白质	0.8 克	铁	0.8 毫克
脂质	0.3 克	维生素 B_1	115 毫克
碳水化合物	2.2 克	维生素 B_6	69 毫克
胡萝卜素	90 微克	叶酸	22 微克

抑制自由基的氧化

西红柿是一种营养丰富的绿色蔬菜。它蕴含着丰富的胡萝卜素、维生素 C、维生素 B、维生素 E。

西红柿中含有的维生素 C 有助于保护血管健康。

西红柿中的番茄红素能够抑制体内的自由基（自由基会氧化体内细胞，导致人体衰老，引发癌症）。

此外，西红柿中还含有促进人体排出多余盐分的钾元素，因此也有着降低血压，预防心脏病的效果。

西红柿炖牛腩

材料 牛腩块 300 克，西红柿 250 克，胡萝卜 70 克，洋葱 50 克，姜片少许

调料 盐 3 克，鸡粉、白糖各 2 克，生抽 4 毫升，料酒 5 毫升，食用油适量

| 热量 | 4988.2ₖⱼ |
| 脂肪 | 98.7ₘg |

| 功效 |
| 预防癌症 |
| 降血压 |

做法

1. 将洗净去皮的胡萝卜切块；洗好的洋葱切块；洗净的西红柿切块。
2. 锅中注水烧开，放入牛腩块，煮去血渍后捞出，沥干水分。
3. 用油起锅，爆香姜片，倒入洋葱块、胡萝卜块、牛腩块，炒匀，加入料酒、生抽，炒香。
4. 倒入西红柿块，炒匀，加入清水、盐，煮约 1 小时，放入鸡粉、白糖，拌均匀即可。

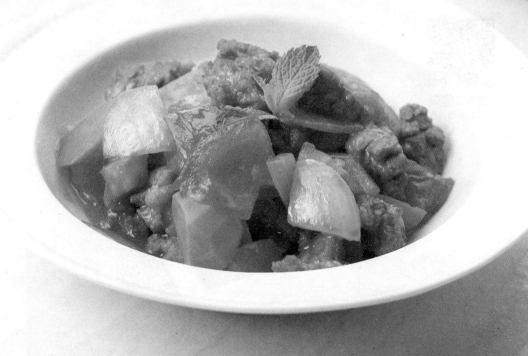

酸甜西红柿焖排骨

材料 排骨段 350 克, 西红柿 120 克, 蒜末少许

调料 生抽 4 毫升, 盐 2 克, 鸡粉 2 克, 料酒、番茄酱各少许, 红糖、水淀粉、食用油各适量

热量	3548.5kJ
脂肪	61.7mg

功效

防癌抗癌
预防心血管疾病
增强免疫力

做法

1. 锅中注水烧开, 放入西红柿, 煮至表皮裂开, 捞出放凉, 剥去表皮, 切成块。

2. 另起锅, 注水烧开, 倒入洗净的排骨段, 氽去血水, 撇去浮沫, 捞出, 沥干水分。

3. 用油起锅, 倒入蒜末, 爆香, 放入排骨段, 炒干水汽, 淋入少许料酒、生抽, 炒香, 注入少许清水, 加入适量盐、鸡粉、红糖, 拌均匀调味。

4. 放入西红柿块, 加入番茄酱, 炒匀炒香, 焖煮约 4 分钟至熟, 倒入适量水淀粉, 煮约半分钟, 装入盘中即可。

扫描二维码
视频同步做美食

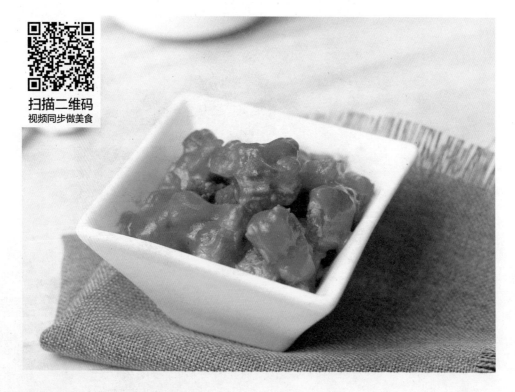

西红柿饭卷

材料 冷米饭 400 克，西红柿 200 克，鸡蛋
40 克，玉米粒 30 克，胡萝卜 30 克，
洋葱 25 克，葱花少许

调料 白酒 10 毫升

热量	2942.6kJ
脂肪	15.6mg

功效
清热解毒
降脂降压
健胃消食

做法

1. 洗净去皮的胡萝卜、洋葱均切粒；洗净去皮的西红柿切丁；锅中注水烧开，倒入玉
   米粒，焯煮片刻至断生，捞出。

2. 取一个碗，倒入葱花，打入鸡蛋，加入盐、白酒，搅匀。

3. 热锅注油，倒入洋葱粒、胡萝卜粒、玉米粒、西红柿丁，炒匀，加入盐、鸡粉、冷米饭，
   炒匀，装入盘中。

4. 煎锅注油烧热，倒入鸡蛋液，煎成蛋饼，盛出装入盘中，在蛋饼上铺上炒好的米饭，
   卷成卷，切成小段即可。

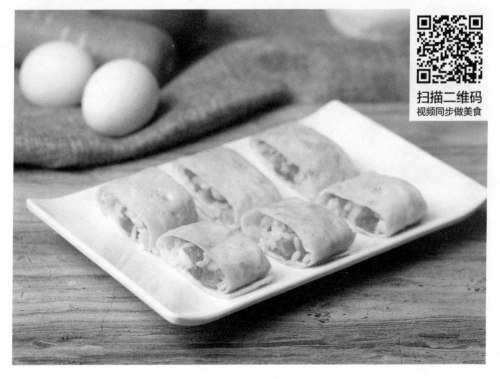

扫描二维码
视频同步做美食

111

鲜虾西红柿船

热量	1667.7kJ
脂肪	8.4mg

功效

增强免疫力

材料 西红柿 120 克，基围虾 6 只，欧芹少许，生菜、柠檬片各少许，奶油芝士适量

调料 盐少许

做法

1. 洗净的西红柿切瓣，去瓤；洗净的欧芹切碎。

2. 锅中注入适量清水烧开，放入基围虾，加入盐，煮约 8 分钟至虾肉熟透，捞出，过冷水。

3. 将基围虾去头、去壳，但保留虾尾的壳；将奶油芝士倒入大盆中，用电动打蛋器打至顺滑。

4. 在切好的西红柿瓣上抹上奶油芝士，再放上处理好的基围虾，撒上欧芹碎。

5. 取一盘子，放入生菜和柠檬片装饰，摆入西红柿瓣即可。

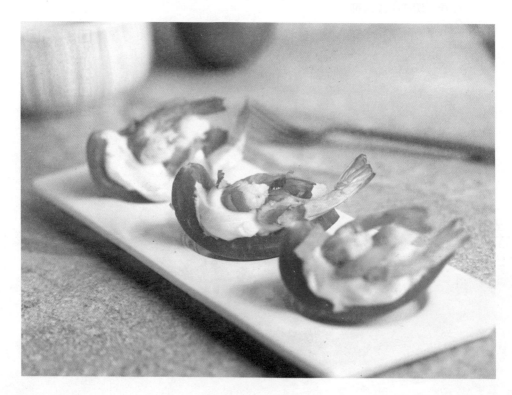

西红柿鸡蛋面

材料 碱水面 100 克，西红柿 150 克，上海青 100 克，鸡蛋 1 个，高汤 250 毫升，葱花少许

调料 盐 8 克，白糖 3 克，鸡粉 2 克，水淀粉、食用油各适量

热量	2743.4KJ
脂肪	26.3mg

功效

健胃消食

降低胆固醇

预防动脉硬化

做法

1. 洗净的上海青对半切开，再切瓣；将洗净的西红柿去蒂，再切成块；鸡蛋打入碗中，加盐，拌均匀。

2. 锅中加入适量清水烧开，加入少许食用油，倒入上海青瓣，煮半分钟至熟，捞出上海青。

3. 把面条放入沸水锅中，搅散，加入 5 克盐，煮 3 分钟至熟，捞出面条。

4. 用油起锅，加入 200 毫升高汤和少许清水，拌均匀煮沸，加入盐、鸡粉，拌均匀，关火。

5. 把上海青放在面条边上，盛出汤汁倒在面上；用油起锅，倒入蛋液，翻炒熟，盛出。

6. 锅留底油，倒入西红柿块，翻炒片刻，加入剩余高汤、盐、鸡粉。

7. 再加入白糖，倒入鸡蛋，加入水淀粉，翻炒均匀，盛在面条上，撒上葱花即可。

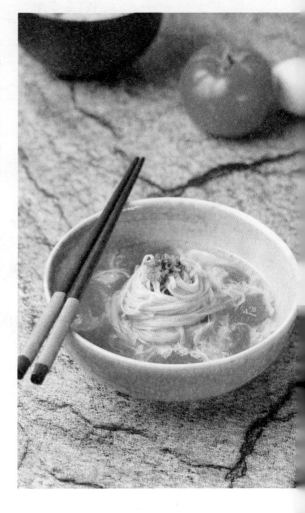

15

洋葱 促进新陈代谢

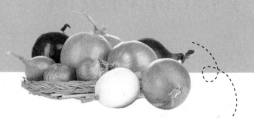

食物成分表

热量	171.5 千焦	钾	150 毫克
水分	89 克	铁	0.3 毫克
蛋白质	1.0 克	锌	0.2 毫克
脂质	0.4 克	维生素 B_1	10.03 毫克
碳水化合物	9.0 克	维生素 B_2	20.01 毫克
磷	30 毫克	维生素 C	5.0 毫克

促进新陈代谢，减少血液疾病

切洋葱流泪的原因在于其中含有的挥发性硫化物，这些成分在切割时释放到空气中，刺激眼睛产生泪水。

洋葱中含有的硫化物可能有助于防止血小板凝结，进而预防血栓。大蒜素可能有助于预防动脉硬化、糖尿病和高血压等疾病，但效果通常较为温和。

炸洋葱圈

材料 洋葱 270 克，鸡蛋 1 个，面包糠 150 克

调料 生粉适量，食用油少许

热量	3511.6kJ
脂肪	33.4mg

功效

促进消化

降血压

预防骨质疏松

做法

1. 洋葱洗净切片，剥成圈状；鸡蛋打入碗中，打散调匀，制成蛋液，加入适量生粉，拌均匀成蛋糊。

2. 在洋葱圈上撒少许生粉，拌均匀，依次粘上蛋糊、面包糠，待用。

3. 热锅中注入适量食用油，烧至六成热，倒入洋葱圈，用小火炸约 2 分钟，至其呈金黄色后捞出，沥干油，待用。

4. 另取一盘，放入炸好的洋葱圈，摆好即可。

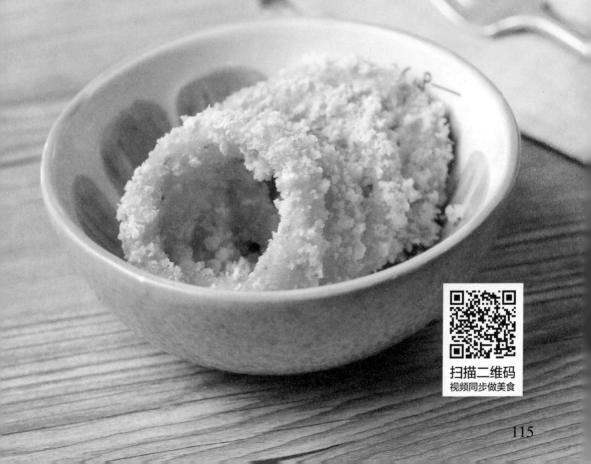

扫描二维码
视频同步做美食

16

胡萝卜 抑制自由基，预防动脉硬化

食物成分表

热量	146.4 千焦	钾	290 毫克
水分	90 克	钠	79 毫克
蛋白质	1.1 克	维生素 B_1	10.03 毫克
脂质	0.5 克	维生素 B_2	20.04 毫克
碳水化合物	7.8 克	维生素 C	4.0 毫克
磷	52 毫克		

β-胡萝卜素能转化为维生素 A

胡萝卜的最大特点就是 β-胡萝卜素含量丰富，并且，半根胡萝卜中的 β-胡萝卜素转化的维生素 A 含量就足够人体一天的需求。

β-胡萝卜素可以被人体储存起来，需要的时候转化为维生素 A 来提高身体抵抗力，以及抑制自由基。

维生素 A 可能有助于预防某些类型的癌症和动脉硬化，还与造血功能相关。

胡萝含有丰富的钾元素，有助于降血压，还富含膳食纤维，有助于调理肠胃。

萝卜炖牛肉

材料 胡萝卜 120 克，白萝卜 230 克，牛肉 270 克，姜片少许

调料 盐 2 克，老抽 2 毫升，生抽 6 毫升，水淀粉适量

热量	2362.7kJ
脂肪	26.7mg
功效	

促进消化
缓解夜盲症
增强免疫力

做法

1. 将洗净去皮的白萝卜切大块；洗好去皮的胡萝卜切成块；洗好的牛肉切成块。

2. 锅中注入适量清水烧热，放入牛肉块、姜片，拌均匀，加入老抽、生抽、盐，煮开后用中小火煮 30 分钟。

3. 倒入白萝卜块、胡萝卜块，用中小火煮 15 分钟。

4. 倒入适量水淀粉，拌均匀，关火后盛出即可。

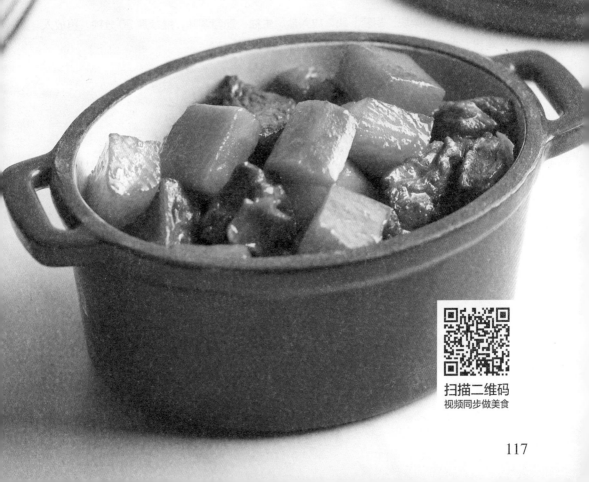

扫描二维码
视频同步做美食

117

胡萝卜板栗炖牛肉

 材料 胡萝卜50克，板栗肉80克，牛肉块
80克，香叶、八角、桂皮、葱段、大蒜、
姜块各适量

调料 盐3克，生抽6毫升，鸡粉2克，水淀
粉4毫升，白酒10毫升，食用油适量

热量	1694.9kJ
脂肪	17.6mg

功效
益气健脾
预防骨质疏松

做法

1. 洗净去皮的胡萝卜切滚刀块；备好的板栗肉对半切开。
2. 用油起锅，倒入葱段、姜块、大蒜，爆香，倒入处理好的牛肉块，翻炒至转色。
3. 倒入白酒，翻炒片刻去腥，放入八角、桂皮、香叶，翻炒出香味，注入清水，煮开
   后转中火煮35分钟。
4. 倒入切好的板栗块、胡萝卜块，放入盐、生抽，搅匀调味，继续煮20分钟，再放入
   鸡粉、水淀粉，拌均匀，关火后盛入盘中即可。

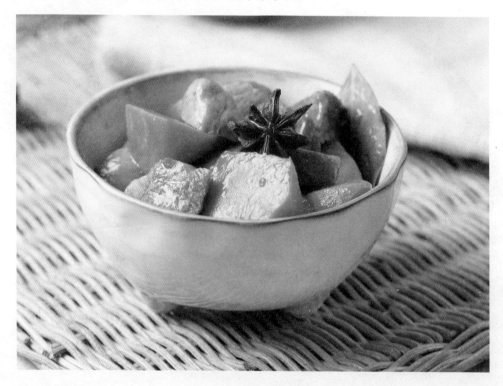

党参胡萝卜猪骨汤

热量	2889.5kJ
脂肪	0.5mg

功效

补中益气
预防骨质疏松
增强免疫力

材料 猪骨 300 克, 胡萝卜 200 克, 党参 15 克,
姜片 20 克

调料 盐 2 克, 鸡粉 2 克, 胡椒粉 1 克, 料酒
10 毫升

做法

1. 洗好的胡萝卜切条, 再切成丁。

2. 锅中注水烧开, 倒入洗净的猪骨, 搅拌
均匀, 煮至变色, 捞出, 待用。

3. 砂锅中注入适量清水烧开, 放入党参、
姜片, 倒入氽过水的猪骨, 淋入适量料酒,
拌均匀提味。

4. 盖上盖, 烧开后用小火煮约 30 分钟, 揭
盖, 倒入切好的胡萝卜, 拌均匀, 盖上
锅盖, 用小火再煮 15 分钟至食材熟透。

5. 揭开锅盖, 加少许盐、鸡粉、胡椒粉,
拌均匀调味, 略煮片刻, 关火后盛出煮
好的汤料, 装入碗中即可。

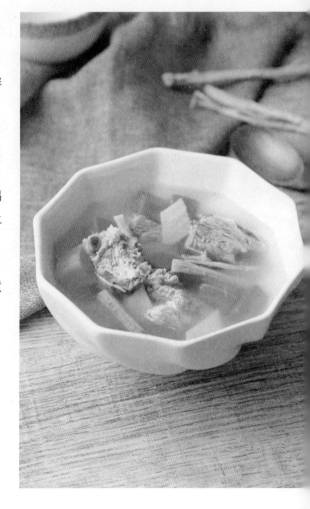

橄榄油煮胡萝卜

材料 胡萝卜300克，香叶、花椒各少许

调料 盐3克，鸡粉2克，橄榄油适量

热量	1028kJ
脂肪	15.6mg

功效

改善贫血

补肝明目

降血脂

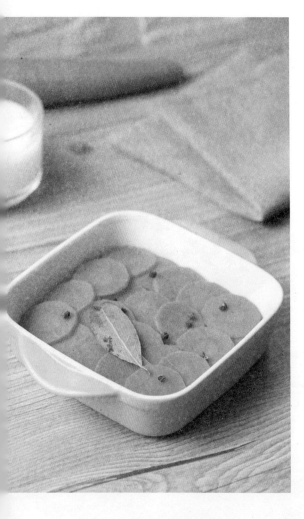

做法

1. 胡萝卜去皮洗净切成圆片。

2. 用橄榄油起锅，放入香叶、花椒，爆香，注入适量清水，煮至沸腾。

3. 放入切好的胡萝卜片，调入鸡粉、盐，搅拌均匀，捞出胡萝卜片即可。

胡萝卜炒长豆角

材料 长豆角 130 克、去皮胡萝卜 100 克、白葡萄酒 3 毫升

调料 盐、白胡椒粉各 3 克，椰子油 5 毫升

热量	1028kJ
脂肪	15.6mg
功效	
防癌抗癌	
降血压	

做法

1. 胡萝卜修整齐，切片，再切成丝；长豆角对半切断，切去尾部，改切成等长的段。
2. 热锅注入椰子油烧热，倒入胡萝卜丝、长豆角段，炒匀。
3. 加入适量白葡萄酒、盐、白胡椒粉，充分拌均匀至入味。
4. 关火后，将炒好的菜肴盛入盘中即可。

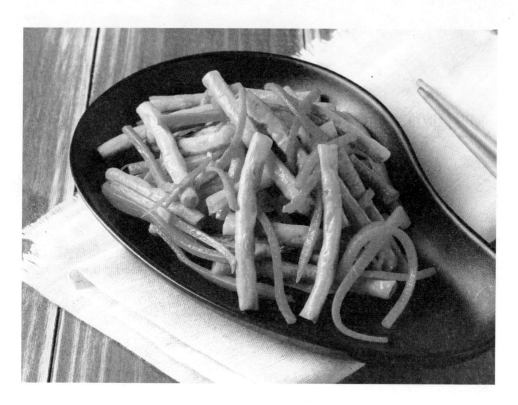

17

甜椒 含有丰富的维生素C

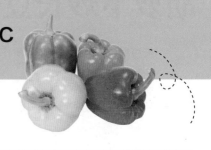

食物成分表

热量	92 千焦	磷	20 毫克
水分	93.1 克	钙	14 毫克
蛋白质	1.0 克	钾	142 毫克
脂质	0.2 克	镁	12 毫克
碳水化合物	5.4 克	维生素 A	57 毫克
胡萝卜素	340 微克	维生素 C	72 毫克

同时摄取维生素 C 和 β - 胡萝卜素

维生素 C 和 β - 胡萝卜素都是抗氧化物质，对心血管健康有益。

甜椒中含有丰富的维生素 C，一个大的甜椒中的维生素 C 含量相当于一个柠檬。维生素 P 有助于增强维生素 C 的稳定性和吸收，并能够强化毛细血管，预防动脉硬化和胃溃疡。

维生素 C 有助于促进胶原蛋白生成，防止皮肤粗糙，预防感冒，缓解疲劳。虽然维生素 C 耐热性弱，易溶于水，但是甜椒果肉厚，组织强韧，因此在储存、烹饪过程中维生素 C 的损失十分小。

吃新鲜的应季甜椒，营养价值较高，对身体健康有积极影响。

彩椒牛肉丝

热量	1412.9kJ
脂肪	14.9mg

功效

促进消化

降血脂

预防动脉硬化

材料 牛肉 200 克，彩椒 90 克，青椒 40 克，
姜片、蒜末、葱段各少许

调料 盐 4 克，鸡粉 3 克，白糖 3 克，食粉 3 克，
料酒 8 毫升，生抽 8 毫升，水淀粉 8 毫升，
食用油适量

做法

1. 洗净的彩椒切成条；洗好的青椒切丝；洗净的牛肉切条。

2. 将切好的牛肉装入碗中，加入少许盐、鸡粉、生抽、食粉、水淀粉、食用油，腌渍
   10 分钟。

3. 锅中倒水烧开，放入少许食用油、盐，倒入青椒丝、彩椒条，搅匀，煮半分钟，捞出。

4. 炒锅中倒入适量食用油烧热，放入姜片、蒜末、葱段，爆香。

5. 倒入腌渍好的牛肉条，淋入料酒，炒匀，放入汆烫好的彩椒条、青椒丝，翻炒均匀，
   加入适量生抽、盐、鸡粉、白糖，炒匀调味，倒入少许水淀粉，炒匀即可。

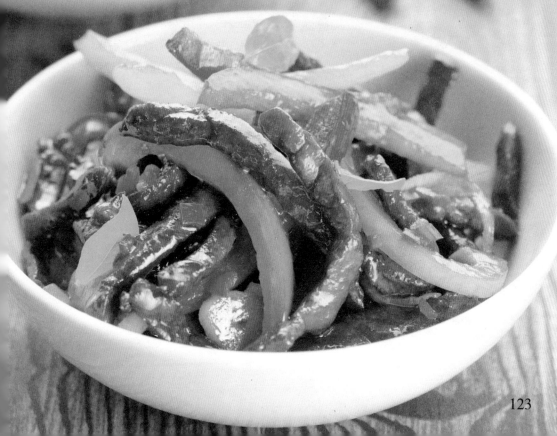

彩椒炒猪腰

热量	1293.7kJ
脂肪	20.1mg

功效
预防感冒
缓解疲劳
强化毛细血管

材料 猪腰 150 克，彩椒 110 克，姜末、蒜末、葱段各少许

调料 盐 5 克，鸡粉 3 克，料酒 15 毫升，生粉 10 克，水淀粉 5 毫升，蚝油 8 毫升，食用油适量

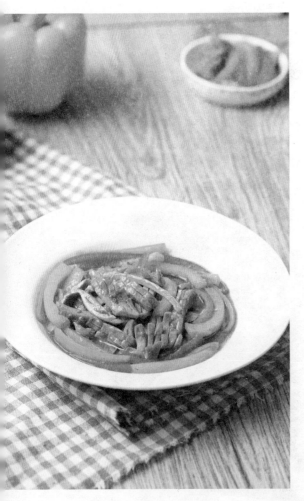

做法

1. 洗净的彩椒去籽，切成块；洗好的猪腰切除筋膜，切片，加盐、鸡粉、料酒、生粉，腌渍。

2. 锅中注水烧开，放入 3 克盐、食用油、彩椒块，煮至断生，捞出。倒入猪腰片，汆至变色，捞出。

3. 炒锅注油烧热，放入姜末、蒜末、葱段，爆香，倒入汆好的猪腰片，翻炒匀，淋入料酒，炒匀。

4. 放入彩椒块，翻炒片刻，加入适量盐、鸡粉、蚝油，炒入味，倒入水淀粉，翻炒匀即可。

扫描二维码
视频同步做美食

韩式红椒烤肉三明治

热量	2287 kJ
脂肪	22 mg

功效
软化血管
健脑益智
增强免疫力

 材料 全麦核桃吐司2片，洋葱1/4个，红椒1/2个，肥牛片100克，生菜2片

调料 黄豆酱、砂糖、酱油各少许，芝麻油、白芝麻各适量

做法

1. 洋葱切丝；红椒切条。
2. 肥牛片中加入黄豆酱、砂糖和酱油，腌渍片刻。
3. 平底锅注入适量芝麻油，烧热后，放入腌好的肥牛片，翻炒至变色。
4. 加入洋葱丝和红椒条、砂糖，炒软后撒上白芝麻。
5. 在全麦核桃吐司上铺炒好的肥牛片，最后在装盘时，先放上生菜再放上吐司即可。

扫描二维码
视频同步做美食

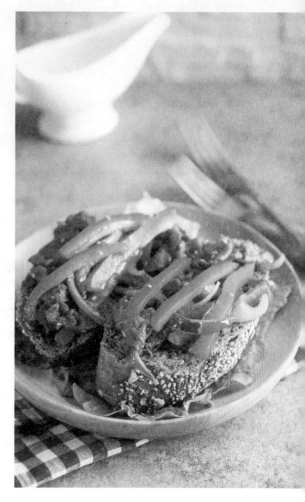

18

苦瓜　**有助于促进糖分的代谢**

食物成分表

热量	75.3 千焦	钙	18 毫克
水分	94.7 克	磷	1.1 毫克
蛋白质	0.8 克	维生素 B_1	10.07 毫克
脂质	0.2 克	维生素 B_2	20.04 毫克
碳水化合物	3.7 克	维生素 B_6	60.06 毫克
钾	1.1 毫克	维生素 C	76 毫克

预防高血压、糖尿病、动脉硬化

　　苦瓜在很早以前就被作为治疗糖尿病的民间偏方就被使用着。苦瓜中的维生素B1有助于糖类代谢，膳食纤维能减缓糖分吸收，对糖尿病的预防可能有益。此外，苦瓜还含有丰富的钾元素，具有降血压作用。

　　此外，苦瓜中的维生素 C、β－胡萝卜素的含量也十分丰富。100 克苦瓜中维生素 C 的含量约为等量卷心菜的 4 倍、柠檬的 2～3 倍。而且苦瓜中的维生素 C 即使加热也不会轻易流失，用油炒的话可以促进 β－胡萝卜素的吸收。不过放久了的颜色发黄的苦瓜，营养成分已经流失了很多，平时要注意挑选绿色的苦瓜食用。

白果炒苦瓜

热量	1472.8kJ
脂肪	15.9mg

功效

清热解毒

促进伤口愈合

预防及改善肥胖

材料 苦瓜 130 克，白果 50 克，彩椒 40 克，蒜末、葱段各少许

调料 盐 3 克，水淀粉、食用油各适量

做法

1. 洗净的彩椒切成小块；洗好的苦瓜，去瓤切块。

2. 锅中注水烧开，倒入苦瓜块，加入少许盐，煮约 1 分钟，再放入白果，煮片刻，捞出。

3. 用油起锅，放入蒜末、葱段，爆香，倒入切好的彩椒，翻炒均匀，再放入焯过水的食材，快速翻炒片刻。

4. 加入适量盐，炒匀调味，倒入适量水淀粉，翻炒一会儿，至食材熟透、入味，装入盘中即成。

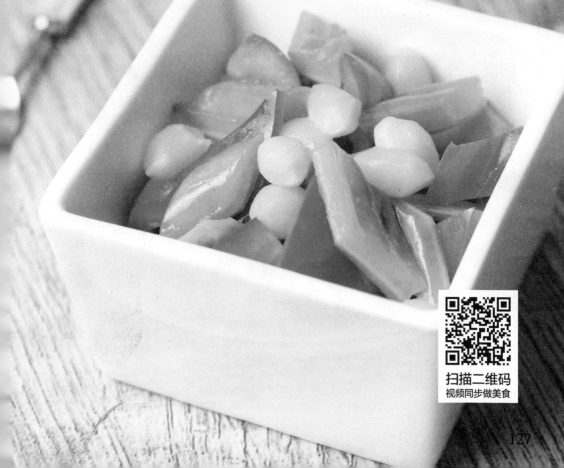

扫描二维码
视频同步做美食

127

苦瓜炒蛋

材料 苦瓜 350 克，红椒片 10 克，葱白 7 克，
鸡蛋 2 个

调料 盐、白糖、大豆油各适量

热量	1664.4kJ
脂肪	25.9mg
功效	

降血糖
防癌抗癌

做法

1. 苦瓜洗净，切片。

2. 鸡蛋打入碗内，加少许盐打散。

3. 用大豆油起锅，倒入蛋液拌均匀，炒熟盛出。

4. 用大豆油起锅，倒入苦瓜片、红椒片、葱白翻炒至熟。

5. 加盐、白糖调味，倒入鸡蛋，翻炒匀即可出锅。

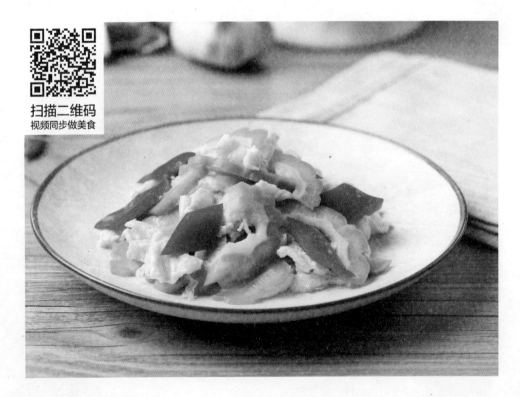

扫描二维码
视频同步做美食

苦瓜炒豆腐干

材料 苦瓜 250 克，豆腐干 100 克，红椒 30 克，
姜片、蒜末、葱白各少许

调料 盐、鸡粉各 2 克，白糖 3 克，水淀粉、
食用油各适量

热量	1490.8kJ
脂肪	18.9mg

功效
抗癌防癌
防骨质疏松
预防心血管疾病

做法

1. 将洗净的苦瓜去瓤，切丝；洗好的豆腐干切丝；洗净的红椒切丝。

2. 热锅注油烧热，倒入豆腐干丝，搅动片刻，捞出，沥干油。

3. 锅底留油，爆香姜片、蒜末、葱白，倒入苦瓜丝、盐、白糖、鸡粉，炒匀，加入清水，
   炒匀。

4. 放入豆腐干丝、红椒丝，炒至断生，倒入水淀粉，炒至入味即成。

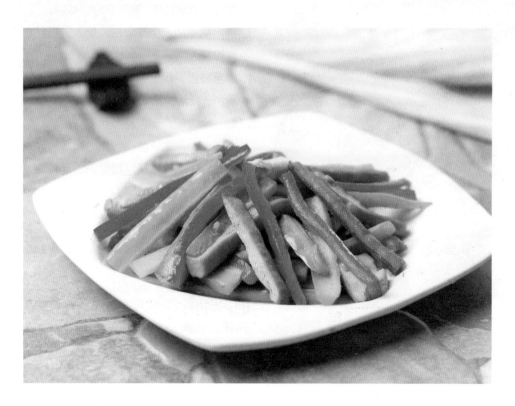

鱼香苦瓜丝

材料 苦瓜 180 克，青椒 30 克，姜末、蒜末、葱花各少许

调料 白糖 3 克，盐 2 克，鸡粉 2 克，食粉少许，生抽 5 毫升，陈醋 6 毫升，辣椒油 7 毫升，芝麻油 6 毫升

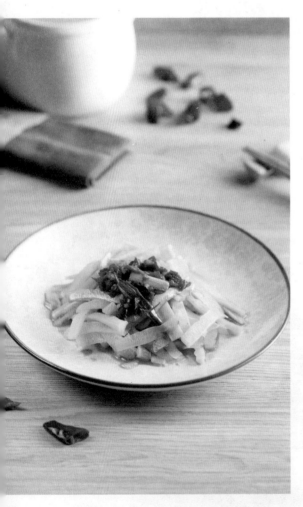

做法

1. 洗净的苦瓜对半切开，去瓤，再切粗丝；洗好的青椒切开，去籽，再切段，改切成丝。

2. 锅中注入适量清水烧开，放入青椒丝，搅匀，捞出材料，沥干水分，待用。

3. 沸水锅中加入少许食粉，倒入苦瓜丝，拌均匀。

4. 煮至断生，捞出苦瓜丝，放入清水中，浸泡一会儿，滤出水分，待用。

5. 取一个大碗，倒入苦瓜丝、青椒丝，撒上姜末、蒜末、葱花，加入白糖、盐、鸡粉、生抽、陈醋、辣椒油、芝麻油，拌均匀至食材入味即可。

扫描二维码
视频同步做美食

鲈鱼老姜苦瓜汤

 材料 苦瓜块 50 克，鲈鱼肉 60 克，老姜 10 克，葱段少许

调料 盐 1 克，食用油适量

热量	785.8kJ
脂肪	12.3mg

功效

止咳化痰

补肝益脾

增强免疫力

做法

1. 砂锅置火上，注入适量的油，倒入葱段、老姜，爆香。
2. 放入洗净的苦瓜块，注入适量清水，加盖，用大火煮开。
3. 揭盖，放入洗净的鲈鱼肉，加盖，用小火继续煮 10 分钟至食材熟。
4. 揭盖，加入盐，搅匀调味，关火后盛出煮好的汤，装碗即可。

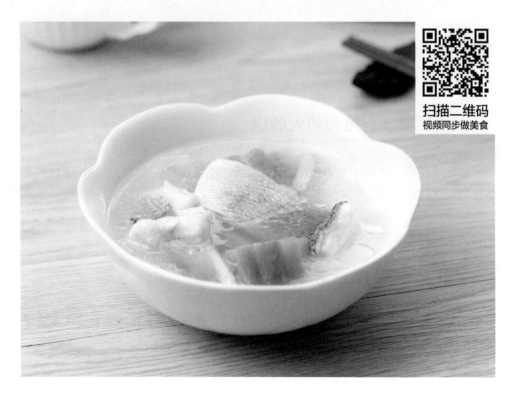

扫描二维码
视频同步做美食

131

19

红薯 含有丰富的耐热性强的维生素C

食物成分表

热量	518.8 千焦	钾	290 毫克
水分	69 克	铁	0.5 毫克
蛋白质	1.0 克	钠	44 毫克
脂质	0.3 克	维生素 B_1	10.07 毫克
碳水化合物	28.6 克	维生素 B_2	20.03 毫克
磷	53 毫克	维生素 C	30 毫克

改善便秘，有效预防大肠癌

红薯如菠菜一样含有大量的膳食纤维，其中不仅含有水溶性的果胶，还含有不溶性的膳食纤维，这些膳食纤维能够刺激大肠促进消化，从而达到改善便秘、预防大肠癌的效果。此外，红薯还有降低胆固醇和血糖含量的作用。

红薯中的维生素C含量丰富，100克中大约含有30毫克的维生素C，这几乎与橘子的维生素C含量相当，一个重200克的小红薯里面所含的维生素C就足够我们一天的需求。一般来说，维生素C耐热性低，一加热就会损失不少，然而红薯中的维生素C耐热性很好，经过烹饪后还能保持60%的维生素含量。

红薯中还含有钾元素，可以改善食盐摄取过量造成的高血压或者食肉太多造成的体质变成酸性等。

拔丝红薯

热量	3292kJ
脂肪	13mg

功效

防癌抗癌

预防心血管疾病

预防及改善肥胖

材料 红薯 300 克，白芝麻 6 克

调料 白糖 100 克，食用油适量

做法

1. 将洗净去皮的红薯切成块儿。
2. 热锅注油，烧至五成热，倒入红薯块，拌均匀，慢火炸约 2 分钟至熟透，捞出。
3. 锅底留油，加入白糖，炒片刻，加入约 100 毫升清水。
4. 改用小火，不断搅拌，至白糖融化，熬成暗红色糖浆。
5. 倒入炸好的红薯块，快速拌炒均匀，再撒入白芝麻，翻炒匀即可。

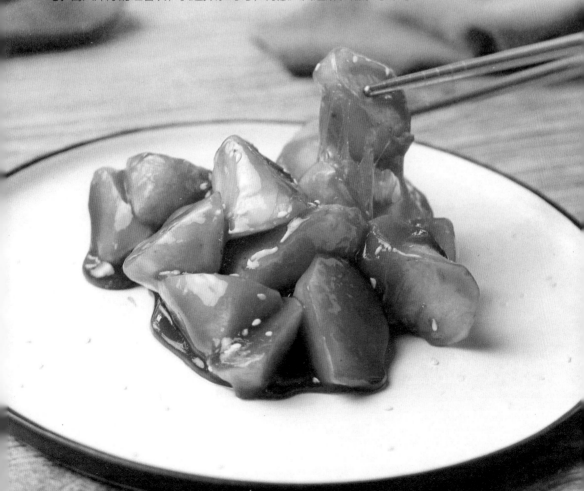

薏米红薯糯米粥

热量	3348.5kJ
脂肪	2.9mg

材料 薏米 30 克，红薯 300 克，糯米 100 克

调料 蜂蜜 15 克

功效

预防肺气肿

润肠通便

预防动脉硬化

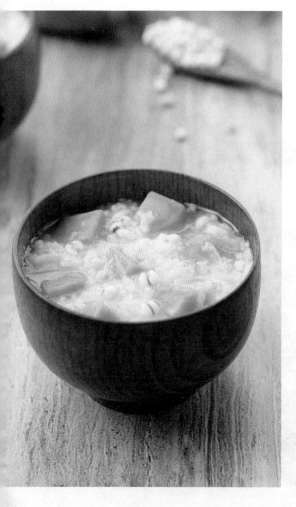

做法

1. 砂锅中注入适量清水烧开，加入已浸泡好的薏米、糯米，搅拌均匀。
2. 盖上盖，烧开之后转小火煮约 40 分钟，至米粒变软。
3. 揭盖，加入备好的红薯块，搅拌一下。
4. 盖上盖，继续煮约 20 分钟，至食材煮熟。
5. 关火，晾凉后加入蜂蜜，拌均匀即可。

扫描二维码
视频同步做美食

芝士焗红薯

 材料 红薯 150 克，芝士片 1 片，黄油 20 克，牛奶 50 毫升

热量	1640.5kJ
脂肪	23.7mg
功效	

预防便秘
增强免疫力

 做法

1. 电蒸锅注水烧开，放入红薯，盖上锅盖，蒸 15 分钟，取出。

2. 取出蒸好的红薯，挖出红薯肉，装入保鲜袋中，用擀面杖将红薯片压成泥，装碗，放入黄油、牛奶，拌均匀。

3. 再装入挖空的红薯中，铺上备好的芝士片，放入备好的烤箱中。

4. 关上门，温度调至 160℃，选择上、下火加热，烤 10 分钟，取出即可。

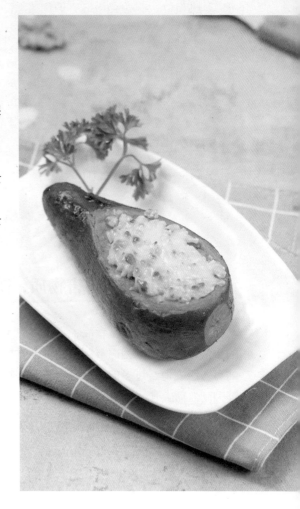

20

魔芋 清理肠道的健康低热量食物

食物成分表

热量	83.7 千焦	钾	12 毫克
水分	95 克	铁	0.6 毫克
蛋白质	0.1 克	钠	1.0 毫克
脂质	0.1 克	维生素 E	0.01 毫克
碳水化合物	4.6 克	维生素 C	0.9 毫克
磷	10 毫克		

促进肠道排出有害物质，防止血管疾病

　　魔芋是一种低热量食品，它是以魔芋植物的球茎中含有的一种叫作葡甘露聚糖的水溶性植物纤维为原料制作的。葡甘露聚糖能够促进肠胃蠕动，并且吸收肠道中的有害胆固醇、过多的中性脂肪等有害物质，最后通过粪便排出。另外，魔芋还能够抑制血糖上升。

　　魔芋作为低热量食物，跟富含蛋白质、脂肪、维生素、矿物质的食物一起吃会更好。

魔芋泡椒鸡

 材料 魔芋黑糕 300 克，鸡脯肉 120 克，泡朝天椒圈 30 克，姜丝、葱段各少许

调料 盐、白糖各 2 克，鸡粉 3 克，白胡椒粉 4 克，料酒、辣椒油、生抽各 5 毫升，水淀粉、蚝油、食用油各适量

热量	1574.4kJ
脂肪	26.7mg

功效
抑制血糖上升
促进肠胃蠕动
预防及改善肥胖

做法

1. 魔芋黑糕切块；洗好的鸡脯肉切丁，鸡肉中加入盐、料酒、白胡椒粉、水淀粉、食用油，腌渍。

2. 取一碗，倒入清水，放入魔芋块，浸泡 10 分钟，捞出，装盘待用。

3. 用油起锅，倒入腌渍好的鸡肉丁，加入姜丝、泡朝天椒圈、魔芋块、生抽、清水，拌均匀，焖 2 分钟。

4. 加入白糖、蚝油、鸡粉、水淀粉，炒匀，倒入辣椒油，翻炒约 3 分钟至入味即可。

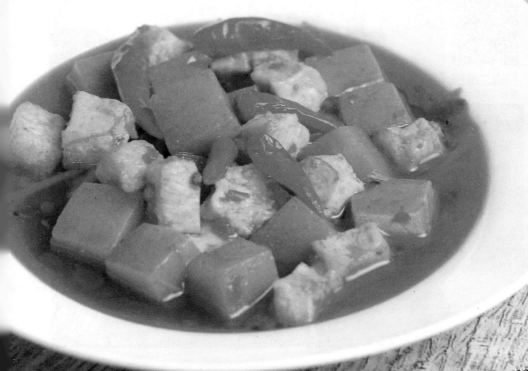

里脊魔芋汤

 包菜 60 克，猪里脊肉 80 克，魔芋 40 克，大葱 20 克，香菇 15 克，去皮胡萝卜 10 克，东北大酱 10 克

 盐 3 克

热量	598.3kJ
脂肪	5.2mg

功效

排毒功效
预防动脉硬化

做法

1. 洗净的大葱切圈；洗净的包菜切去梗部，切段；洗净的魔芋切成粗条，改切成丁；胡萝卜对半切开，改切成丁。

2. 洗净的猪里脊肉切厚片，切段，改切成块；洗净的香菇去柄，对半切开，改切成小块。

3. 将魔芋丁倒入备好的碗中，加入盐，倒入 200 毫升清水，拌均匀，腌渍 10 分钟。

4. 锅中注入适量清水烧开，倒入猪里脊肉块、胡萝卜丁、大葱圈、香菇块、包菜段，拌均匀，倒入魔芋丁，拌均匀，将浮沫撇去，煮 8 分钟，放入东北大酱，拌均匀，使大酱溶化在汤中即可。

扫描二维码
视频同步做美食

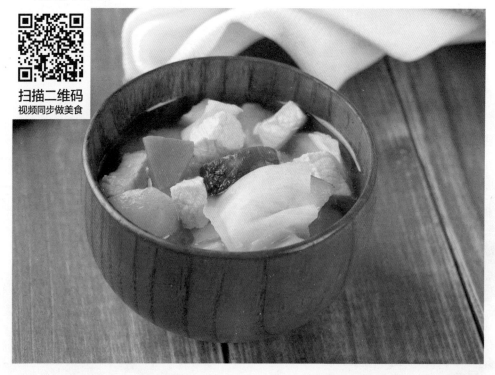

魔芋烩时蔬

热量	999.6kJ
脂肪	19.2mg

功效
降血糖
增强免疫力
预防心脑血管疾病

材料 魔芋豆腐 150 克，胡萝卜 50 克，荷兰豆 20 克，玉米笋 60 克，高汤 100 毫升

调料 白糖、料酒、芝麻油、盐、生抽、水淀粉各少许

做法

1. 洗净的魔芋豆腐切成 5 毫米厚的块状，并在中央划出一道切口，将其中一段从切口穿入拉出，编成麻花状，放入盘中待用。

2. 洗净去皮的胡萝卜切条，装盘；洗净沥干水的玉米笋，切滚刀块，装盘。

3. 处理干净的荷兰豆对半切开，装盘；将魔芋豆腐块放入热水中稍烫，捞出装盘。

4. 锅中倒高汤煮开，放入魔芋豆腐块、玉米笋块、胡萝卜条、荷兰豆煮熟，盛出。

5. 另起锅，放入高汤、料酒、生抽，加入盐、白糖调味，拌均匀、煮沸，用水淀粉勾芡，加入芝麻油提香即成味汁，浇在盛有煮好的食材的盘中即可。

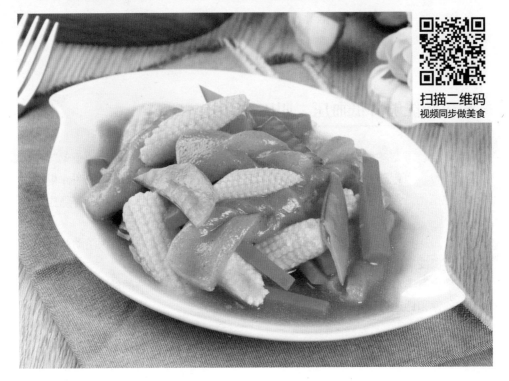

扫描二维码
视频同步做美食

139

21

海带 降低血压、胆固醇

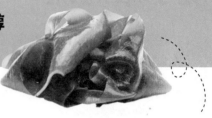

食物成分表

热量	66.9 千焦	钾	11 毫克
水分	95 克	铁	0.2 毫克
蛋白质	0.7 克	钠	606 毫克
脂质	0.2 克	维生素 A	37.5 毫克
碳水化合物	3.3 克	食物纤维总量	3.0 克
磷	8.0 毫克		

褐藻胶能够降低血压、胆固醇

海带含有丰富的膳食纤维、维生素、矿物质，被人们称作"海中的蔬菜"。由于其低热量，可以防止肥胖，帮助减肥。海带特有的滑滑的成分是一种叫作褐藻酸的水溶性植物纤维。褐藻酸能够吸附并促进体内多余的钠排出，因此具有降血压的功效。

另外，由于海带还能够吸附并排出体内多余的胆固醇，所以兼有预防动脉硬化、高血脂等慢性病的功效。

海带含有丰富的钙、钾、铁等矿物质，是一种能够净化血液的健康食品。此外，海带中的钾和钙还可以维护血管系统健康、降低血压。

海带虾仁炒鸡蛋

热量	1851.4kJ
脂肪	31.5mg
功效	

降血压
预防动脉硬化

材料 海带 85 克，虾仁 75 克，鸡蛋 3 个，葱段少许

调料 盐 3 克，鸡粉 4 克，料酒 12 毫升，生抽 4 毫升，水淀粉 4 毫升，芝麻油、食用油各适量

做法

1. 洗好的海带切块；处理好的虾仁切开背部，去除虾线，放入少许料酒、盐、鸡粉、水淀粉、芝麻油，拌均匀，腌渍 10 分钟。

2. 鸡蛋打入碗中，放入少许盐、鸡粉，用筷子打散、搅匀。

3. 用油起锅，倒入蛋液，炒至蛋液凝固，盛出，装入小碗；锅中注水烧开，倒入海带块，煮半分钟，捞出，沥干水分。

4. 用油起锅，倒入虾仁，炒至变色，加入海带块，炒匀，淋入料酒、生抽，放入鸡粉，炒匀调味。

5. 倒入炒好的鸡蛋，翻炒均匀，放入葱段，翻炒均匀即可。

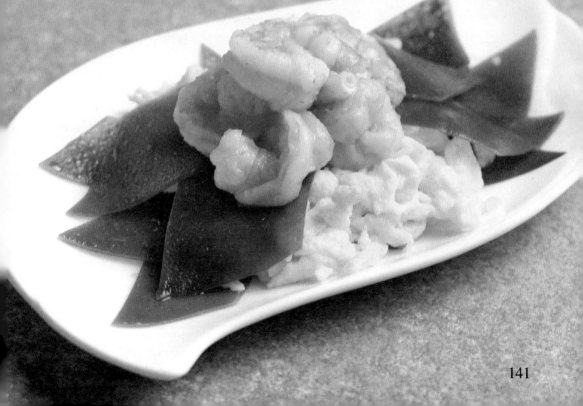

棒骨海带汤

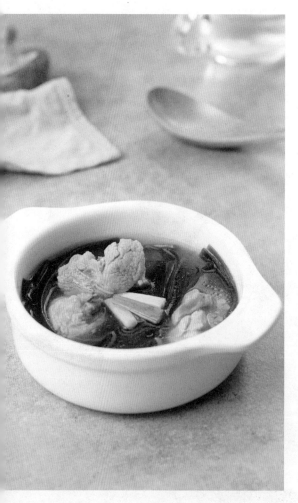

热量	2604.5kJ
脂肪	0.2mg

功效

补钙

降血脂

增强免疫力

材料 猪棒骨 300 克，水发海带丝 150 克，姜片、葱段各少许

调料 盐、鸡粉各 2 克，胡椒粉少许，料酒 7 毫升

做法

1. 锅中注入水，烧开，放入洗净的猪棒骨，淋入料酒，汆去血水，捞出猪棒骨，沥干水分。

2. 锅中注水烧热，倒入猪棒骨，放入姜片、葱段。

3. 放入海带丝、料酒，烧开后煮至食材熟透，加入盐、鸡粉。

4. 撒上胡椒粉，拌均匀，关火后盛出煮好的汤料即成。

扫描二维码
视频同步做美食

淡菜海带排骨汤

热量	2356.8kJ
脂肪	38.4mg

功效

增强免疫力

促进新陈代谢

预防及改善肥胖

材料 排骨段 260 克，水发海带丝 150 克，淡菜 40 克，姜片、葱段各少许

调料 盐、鸡粉各 2 克，胡椒粉少许，料酒 7 毫升

做法

1. 锅中注水烧开，放入洗净的排骨段，淋入料酒，汆去血水，捞出排骨，沥干水分。

2. 砂锅中注水烧热，倒入排骨段，放入姜片、葱段、淡菜。

3. 放入海带丝、料酒，烧开后煮至食材熟透，加入盐、鸡粉。

4. 撒上胡椒粉，拌均匀，关火后盛出煮好的汤料即成。

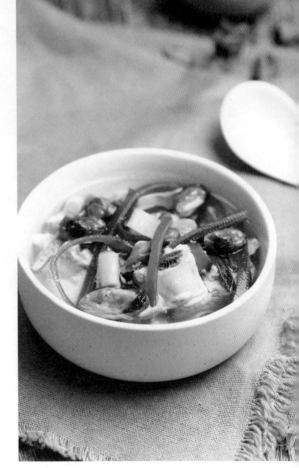

扫描二维码
视频同步做美食

22

核桃 含有优质脂肪

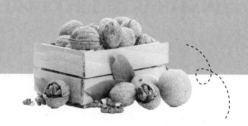

食物成分表

碳水化合物	19.10 克	维生素 E	43.21 毫克
脂肪	58.80 克	胡萝卜素	30.00 毫克
蛋白质	14.90 克	维生素 B_1	0.15 毫克
纤维素	9.50 克	维生素 B_2	0.14 毫克
维生素 A	5.00 微克	镁	131 毫克
维生素 C	1.00 毫克	硒	4.62 毫克

促进脂质代谢，预防动脉硬化

核桃在坚果中属于营养价值较高的一种。核桃的主要成分是容易被吸收的优质脂肪，占核桃果肉的 60% ~ 70%。其优质脂肪中约 70% 为不饱和脂肪酸，可以清除附着在血管壁的胆固醇，预防动脉硬化、高血压等慢性疾病。有报道称，每周都吃一次坚果的人比不吃坚果的人患心脏疾病的概率要低。核桃中含有的维生素 E 具有抗氧化作用，对于预防脂肪氧化、动脉硬化十分有效。除此之外，它还具有促进血液循环、改善贫血的效果。

虽然核桃益处多多，但是它是一种高热量食物，所以需注意食用不要超量。

党参核桃红枣汤

热量	2196.2kJ
脂肪	29.9mg

功效

补气补血
预防动脉硬化

材料 党参 20 克，猪瘦肉 200 克，核桃仁 30 克，红枣 15 克

调料 盐 2 克，鸡粉 2 克

做法

1. 洗好的猪瘦肉切片，备用。
2. 砂锅中注入适量清水烧开，倒入备好的红枣、党参、核桃仁，放入瘦肉片，搅拌均匀。
3. 盖上盖，用小火煮 40 分钟至熟。
4. 揭开盖，加入盐、鸡粉，拌均匀，略煮片刻至食材入味即可。

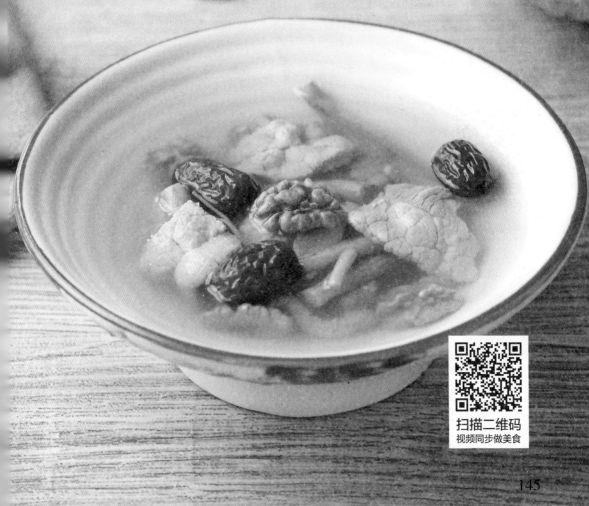

扫描二维码
视频同步做美食

145

核桃姜醋

热量	426.3kJ
脂肪	7.4mg

功效

止咳化痰
预防感冒

 嫩姜 65 克，核桃仁 12 克

调料 红米醋 450 毫升

做法

1. 将洗净的嫩姜用斜刀切厚片，备用。

2. 砂锅置旺火上，倒入备好的红米醋。

3. 放入姜片，倒入洗净的核桃仁，搅拌均匀。

4. 盖上盖，烧开后用小火煮约 20 分钟，至食材熟透。

5. 揭盖，搅拌几下，关火后盛出煮好的汤汁，装入碗中即可。

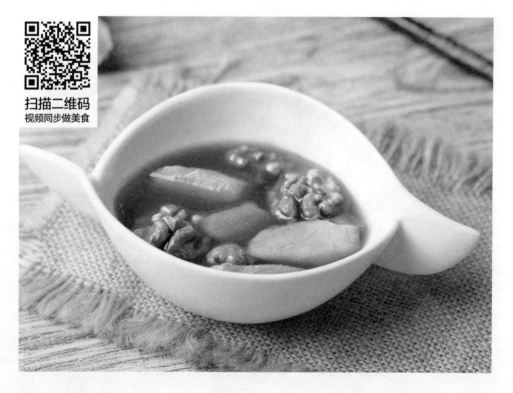

扫描二维码
视频同步做美食

146

核桃面包

热量	6327.5kJ
脂肪	46.5mg

功效

顺气补血
增强免疫力
预防动脉硬化

材料 高筋面粉 250 克，黄奶油 35 克，奶粉 10 克，鸡蛋 1 个，水 100 毫升，酵母 4 克，核桃仁适量

调料 细砂糖 50 克，盐 3 克

做法

1. 将细砂糖、水倒入容器中，搅拌至细砂糖溶化，待用。

2. 把高筋面粉、酵母、奶粉倒在案台上，用刮板开窝，倒入糖水，混合均匀，并按压成形，加入鸡蛋，揉搓成面团。

3. 将面团稍微拉平，倒入黄奶油，揉搓均匀，加入适量盐，揉搓成光滑的面团，用保鲜膜将面团包好，静置 10 分钟。

4. 将面团分成数个 60 克一个的小面团，揉搓成圆形，用手压平，再用擀面杖擀薄，用剪刀剪出 5 个小口，呈花形。

5. 将花形面团放入烤盘中，自然发酵 90 分钟，在发酵好的花形面团上放入核桃。

6. 把烤盘放入烤箱，以上火 190℃、下火 190℃的温度烤 15 分钟至熟，取出，装入盘中即可。

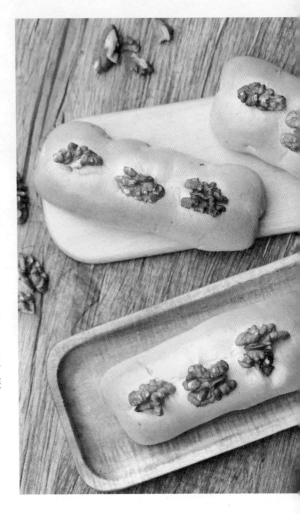

牛奶燕麦核桃粥

材料 燕麦片 75 克，核桃仁 80 克，牛奶 200 毫升

调料 冰糖适量

热量	4034.6kj
脂肪	58mg

功效

镇静安神
预防及改善肥胖

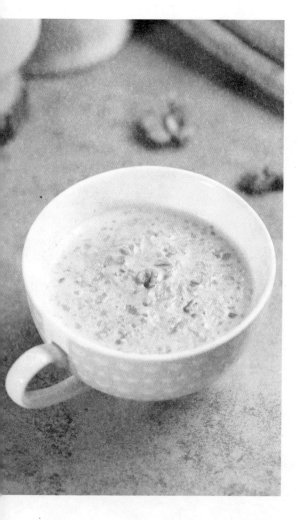

做法

1. 汤锅中注入适量清水，用大火烧开。
2. 倒入准备好的燕麦片。
3. 再放入适量核桃仁，搅拌均匀。
4. 盖上盖，用小火煮 30 分钟，煮至食材完全熟烂。
5. 揭盖，放入牛奶、冰糖，搅拌均匀，用大火煮开。
6. 把煮好的粥盛出，装入碗中即可。

紫米核桃红枣粥

热量	3068.1kJ
脂肪	6.7mg

功效

补血益气

暖脾胃

增强免疫力

材料 水发紫米 250 克，水发红豆 150 克，核桃仁 8 克，红枣 3 枚

调料 红糖 15 克

做法

1. 砂锅中注入适量清水，倒入备好的红豆、紫米。
2. 加入红枣、核桃仁，拌均匀。
3. 加盖，大火煮开后转小火煮 1 小时至食材熟软。
4. 揭盖，倒入红糖，拌均匀。
5. 关火，将煮好的粥盛出装入碗中即可。

扫描二维码
视频同步做美食

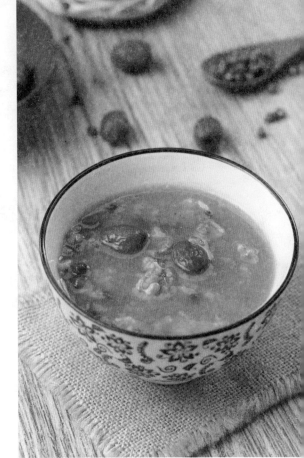

23

猕猴桃 补充一整天的维生素C

食物成分表

热量	221.8 千焦	钠	6.0 毫克
水分	85 克	维生素 A	16.7 毫克
蛋白质	1.2 克	维生素 B	20.01 毫克
脂肪	0.3 克	食物纤维总量	2.4 克
碳水化合物	12.8 克		

维生素C能够强化血管壁

猕猴桃中含有丰富的维生素C，一天吃一个就足够人体一天所需的维生素C含量。由于维生素C能够防止脂质氧化、强化血管壁，因此对预防心血管疾病、增强免疫力以及可能降低癌症风险具有潜在益处。

猕猴桃中含有丰富的水溶性膳食纤维果胶，可以抑制肠道对胆固醇的吸收，因此具有预防动脉硬化、便秘的效果。此外，猕猴桃中含有的钾元素能够促进身体排出多余的钠，所以猕猴桃也有预防高血压的效果。

猕猴桃的果肉中含有丰富的能够分解蛋白质的猕猴桃蛋白酶，吃过油腻的食物后可以吃一个猕猴桃来促进消化。

猕猴桃苹果蛋饼

热量	5212kJ
脂肪	57.2mg

功效
降血压
增强免疫力
宁神安眠

材料 猕猴桃 200 克，苹果 150 克，黄奶油 15 克，低筋面粉 100 克，鲜奶 250 毫升，鸡蛋 180 克

调料 白砂糖 8 克，盐 1 克，美乃滋适量

做法

1. 将鸡蛋、白砂糖倒入碗中，快速拌均匀，放入鲜奶、盐、黄奶油，搅拌均匀。
2. 将低筋面粉过筛至碗中，搅拌均匀，呈糊状，放入冰箱，冷藏 30 分钟。
3. 煎锅置于火炉上，倒入适量的面糊，煎约 30 秒至金黄色，呈饼状，装入盘中。
4. 猕猴桃、苹果均去皮，切成小块。
5. 将猕猴桃块和苹果块放在面饼上，对折两次，挤上美乃滋即可。

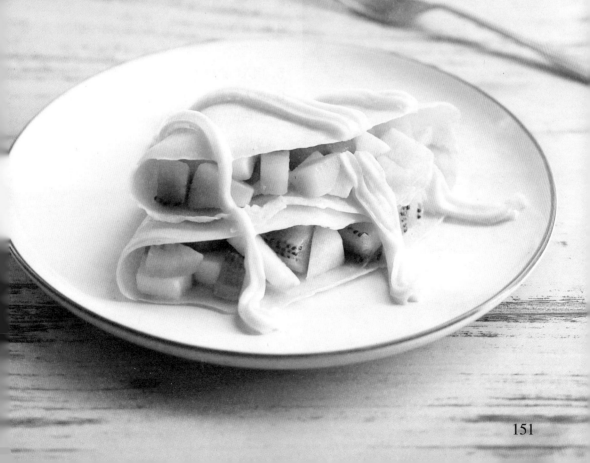

猕猴桃刀豆沙拉

材料 刀豆 50 克，猕猴桃 300 克，圣女果 50 克，葡萄干、杏仁各少许

调料 盐 3 克，橄榄油 7 毫升，沙拉酱 7 毫升

热量	1630.1kJ
脂肪	18.2mg

功效

促进消化

促进新陈代谢

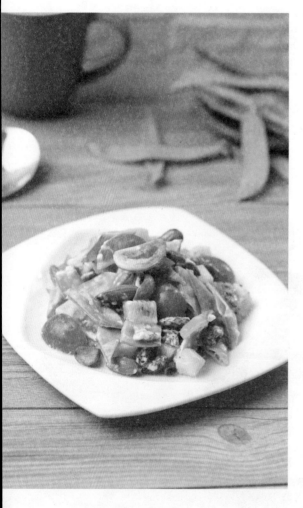

做法

1. 刀豆摘去两头和老筋，切成 3 段。

2. 猕猴桃去皮，切小块；圣女果切四瓣。

3. 沸水中下入刀豆段，煮熟后捞出，过一遍凉水，捞出沥干。

4. 将刀豆段放入碗中，撒入盐，倒入橄榄油，拌均匀。

5. 倒入猕猴桃块、圣女果瓣，拌均匀。

6. 撒入葡萄干、杏仁，挤上沙拉酱，食用时拌均匀即可。

西红柿猕猴桃沙拉

热量	1185.3kJ
脂肪	18mg

功效
清热去火
防治便秘
预防动脉硬化

材料 猕猴桃 200 克，西红柿 100 克，黑橄榄 10 克

调料 盐 2 克，橄榄油 15 毫升，柠檬汁 15 毫升

做法

1. 洗净的猕猴桃切片。
2. 洗净的西红柿去蒂，切片。
3. 黑橄榄切成圆圈。
4. 将切好的水果装入碗中。
5. 取一个小碗，倒入橄榄油，加入盐，淋入柠檬汁，拌均匀成料汁。
6. 食用沙拉时，淋入调好的料汁，拌均匀即可。

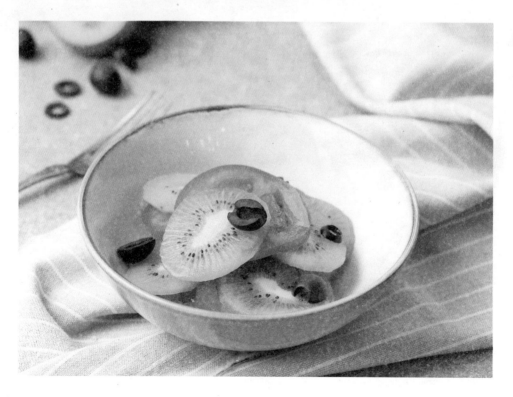

猕猴桃橙汁

 材料 橙子 150 克，猕猴桃 200 克

调料 蜂蜜适量

热量	1032.2kJ
脂肪	1.9mg

功效

预防高血压

预防便秘

降低胆固醇

做法

1. 洗净的猕猴桃去皮，对半切开，去芯，大部分切小块，小部分切成半圆形的薄片。

2. 洗净去皮的橙子切成小块。

3. 取榨汁机，选择搅拌刀座组合，倒入猕猴桃块。

4. 加入切好的橙子，倒入蜂蜜。

5. 盖上盖，选择"榨汁"功能，榨取果汁。

6. 把榨好的果汁倒入杯壁贴有半圆形猕猴桃片的杯子中即可。

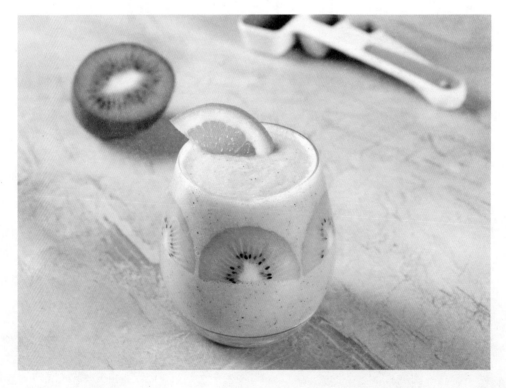

苹果猕猴桃卷心菜汁

热量	981.6kJ
脂肪	1.8mg

功效

润燥通便

增强免疫力

预防心血管疾病

 材料 猕猴桃 180 克，苹果 100 克，卷心菜 80 克

调料 蜂蜜适量

做法

1. 洗净的猕猴桃去皮，对半切开，去芯，大部分切小块，小部分切成圆形的薄片。

2. 洗净去皮的苹果切成小块；卷心菜切成小块。

3. 取榨汁机，选择搅拌刀座组合，倒入猕猴桃块。

4. 加入切好的苹果块、卷心菜块，倒入蜂蜜。

5. 盖上盖，选择"榨汁"功能，榨取果汁。

6. 把榨好的果汁倒入杯壁贴有圆形猕猴桃片的杯子中即可。

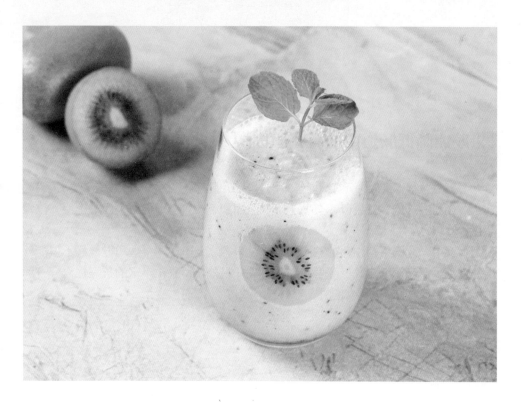

24

苹果　含有丰富的钾元素，可降血压

食物成分表

热量	117.2 千焦	铁	0.4 毫克
水分	92 克	钠	7 毫克
蛋白质	2.0 克	维生素 B_1	10.05 毫克
脂肪	0.3 克	维生素 B_2	20.07 毫克
碳水化合物	5.2 克	维生素 C	18 毫克
磷	35 毫克	食物纤维总量	2.3 克
钾	200 毫克		

果胶能降低肠道中的有害胆固醇

　　苹果中含有丰富的钾元素，能够帮助维持钠钾平衡，并促进体内多余钠的排出。其水溶性膳食纤维——果胶，有助于降低胆固醇、改善肠道健康，促进排便并改善便秘。

　　苹果中含有的果糖和葡萄糖（人体能量来源之一）、苹果酸和柠檬酸不仅能够增加食欲，而且可以止咳、缓解胃部不适感。另外，苹果中丰富的抗氧化成分有助于清理体内废物，保持身体健康。

香甜苹果派

热量	5660.5ᴋᴊ
脂肪	33.3ᴍɢ

功效

促进消化

缓解疲劳

增强免疫力

材料 冷冻派皮 1 张，苹果 300 克，牛奶 120 毫升，白糖 50 克，蛋黄 60 克，低筋面粉 45 克，玉米淀粉 45 克，黄油少许

调料 蜂蜜、糖粉各适量

做法

1. 苹果去皮，对半切开，去核，切成相同厚度的薄片。

2. 牛奶、白糖、蛋黄、低筋面粉、黄油放入锅中，用小火加热并搅拌至无颗粒状后，放入玉米淀粉，继续加热至浓稠浆状后关火，制成馅料。

3. 将派皮覆盖在派盘上，用叉子在派皮底上扎眼儿。

4. 把煮好的馅料放入派皮内，用手压实，苹果片用厨房用纸吸擦干水分，均匀地围圈铺在馅料上。

5. 把派盘放入预热好的烤箱中，以上下火 200℃的温度烤 40 分钟，烤好后，取出派盘，在苹果上刷上蜂蜜，再次放入烤箱烘烤 3 ~ 5 分钟，取出烤好后的派，并撒上一层糖粉即可。

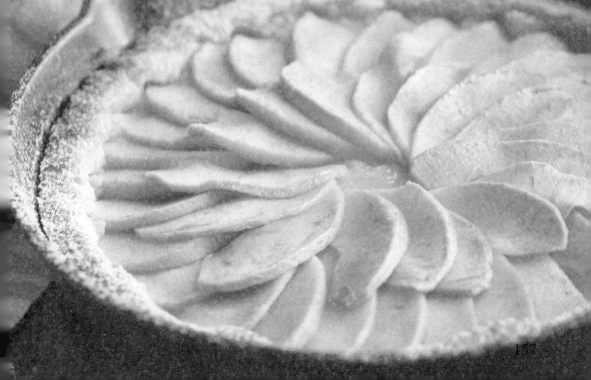

木耳苹果瘦肉汤

材料 瘦肉块80克,木耳30克,玉米段20克,
胡萝卜块20克,苹果块130克,红枣、
姜片各少许,高汤适量

调料 盐2克

热量	1927.2kJ
脂肪	20.9mg

功效

软化血管

降低胆固醇

预防及改善肥胖

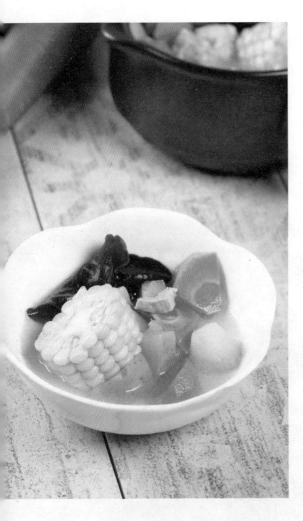

做法

1. 锅中注水烧开,倒入洗净的瘦肉块,搅散,
   汆煮片刻,捞出汆好的食材,过一次冷水,
   再次捞出沥干水分,备用。

2. 砂锅中倒入高汤,倒入瘦肉块、木耳、
   玉米段、胡萝卜块、苹果块、红枣、姜片,
   拌均匀。

3. 盖上锅盖,用大火煮15分钟,转中火
   煮1~3小时至食材熟软。

4. 揭开锅盖,加入少许盐调味,搅拌均匀
   至食材入味。

5. 盛出煮好的汤料,装入碗中,待稍微放
   凉后即可食用。

红豆薏米苹果粥

材料 红豆 80 克，薏米 50 克，苹果 1 个，红枣 5 个

调料 冰糖适量

热量	2698.3kJ
脂肪	2.6mg

功效
降血压
降血脂
预防及改善肥胖

做法

1. 红豆和薏米洗净后分别浸泡 2 小时。
2. 将泡好的红豆、薏米放入砂锅中。
3. 倒入适量清水，大火烧开后转小火，煮至红豆开花。
4. 放入洗净的红枣、冰糖，大火煮开。
5. 将苹果去皮，切成小方块。
6. 将苹果块放入锅中，转小火，煮至苹果块熟软即可。

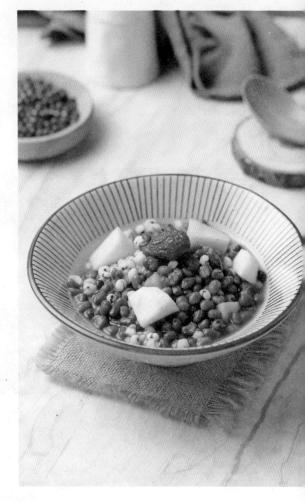

苹果红枣陈皮瘦肉汤

 材料 苹果块 200 克，瘦肉 120 克，水发木耳 100 克，红枣 15 克，陈皮 5 克，高汤 适量

调料 盐 2 克

热量	2420.4kJ
脂肪	23.4mg

功效

健胃消食

补中益气

养血生津

做法

1. 锅中注水烧开，倒入洗净切好的瘦肉，煮约 2 分钟，捞出，过冷水。

2. 砂锅中注入高汤烧开，倒入瘦肉、红枣、陈皮，加入洗净的木耳，再倒入苹果块，搅拌均匀。

3. 盖上盖，用大火烧开后转小火炖 1 ~ 3 小时至食材熟透。

4. 揭开盖，加入盐，拌均匀调味，盛出煮好的汤料，装入碗中即可。

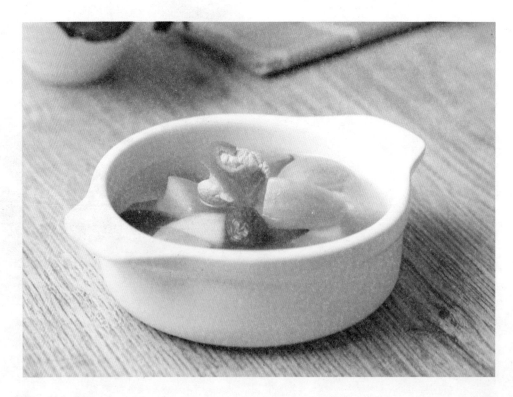

苹果红枣炖排骨

材料 排骨块 200 克，苹果块 250 克，红枣、姜片各少许，高汤适量

调料 盐 2 克

热量	3431.7kJ
脂肪	45.3mg

功效

止咳润肺
增强免疫力

做法

1. 锅中注水烧开，倒入洗净的排骨块，搅散，汆煮片刻，捞出汆好的食材，过一次冷水，再次捞出沥干水分，备用。

2. 锅中倒入高汤，倒入排骨块、苹果块、红枣、姜片，搅拌均匀。

3. 盖上锅盖，用大火煮 15 分钟，转中火煮 1 ~ 3 小时至食材熟软。

4. 揭开锅盖，加入少许盐调味，搅拌均匀至食材入味。

5. 盛出煮好的汤料，装入碗中，待稍微放凉后即可食用。

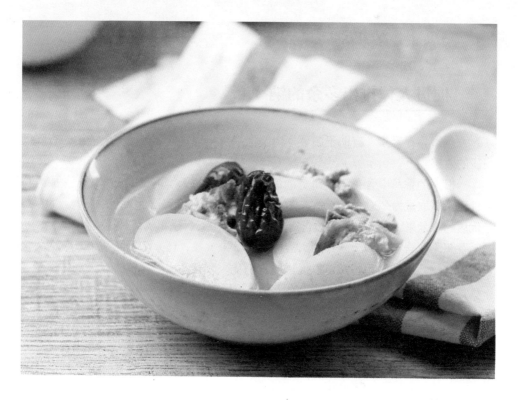

25

香蕉　膳食纤维含量十分丰富

食物成分表

热量	390.7 千焦	钠	4.0 毫克
水分	74 克	维生素 A	2.3 毫克
蛋白质	1.3 克	维生素 B	20.02 毫克
脂肪	0.2 克	食物纤维总量	1.6 克
碳水化合物	23.7 克		

促进人体排出多余的钠

　　香蕉富含钾元素，有助于调节体内钠钾平衡，促进人体排出多余的钠，有降低血压的效果。

　　一根大的香蕉中含有 700 毫克的钾元素，是人每天所需量的三分之一（成人每天钾元素摄取量为 2000 毫克）。成熟香蕉富含易吸收的糖分（葡萄糖、果糖、蔗糖），是优质的能量来源。此外，香蕉含有一定量的维生素、镁和磷，对健康有益。

　　香蕉不仅含有能调理肠胃的水溶性膳食纤维果胶，还有增加肠道中双歧杆菌含量的低聚糖，因此食用香蕉可以促进肠胃消化，改善便秘、痔疮，促进身体排毒。不过食用太多会造成摄取热量过量的情况，并且糖分发酵后容易引起腹泻。

香蕉卷

材料 ▶ 香蕉 250 克，面粉适量

调料 ▶ 蜂蜜 10 克，食用油 15 毫升

热量	2834.7$_{kJ}$
脂肪	16.8$_{mg}$

功效

降血压

舒缓情绪

促进肠胃消化

做法 ▶

1. 将面粉倒入大的容器中，加入适量清水搅拌，将其揉搓成光滑的面团。

2. 取一块面团，将其擀成长条形面皮，将香蕉去皮后放在面皮一端上，慢慢地将面皮卷起，包住香蕉，制成面皮卷。

3. 去除两边多余的面皮，将其切成小段，制成香蕉酥坯，在酥坯表面刷上食用油。

4. 将香蕉酥坯放入烤箱中烤 10 分钟，取出，在酥坯表面刷上蜂蜜，继续烤至食物熟透后取出即可。

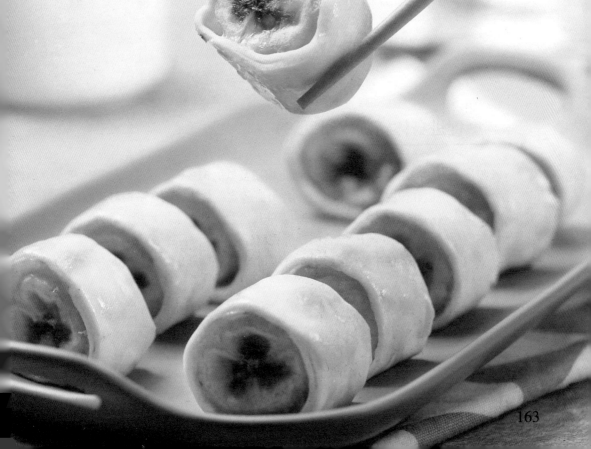

26

牡蛎 海中牛奶

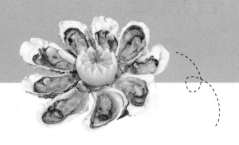

食物成分表

热量	238.5 千焦	脂肪	1.5 克
维生素 B_1	0.04 毫克	烟酸	1.5 毫克
钙	35 毫克	维生素 E	0.13 毫克
蛋白质	10.9 克	锌	71.2 毫克
维生素 B_2	0.13 毫克	胡萝卜素	0.5 微克
镁	10 毫克	钾	375 毫克

促进身体新陈代谢

　　牡蛎被誉为"海中牛奶"，富含优质蛋白质及铁、铜、锌、锰、磷等矿物质。其中，铁可促进血红蛋白合成，但相比动物肝脏等富铁食物，铁含量相对较低。

　　牡蛎中含有的锌不仅能够促进皮肤的新陈代谢，还有助于抗氧化。此外，牡蛎中的磷与维生素 B_1、维生素 B_2 结合能够促进糖分代谢。

　　牡蛎中受大众关注的牛磺酸具有降低胆固醇、中性脂肪的作用，并且可以预防各种慢性疾病。

煎牡蛎鸡蛋饼

热量	1850.2kJ
脂肪	32.2mg

功效

益智健脑
降低胆固醇
预防动脉硬化

材料 韭菜 120 克, 鸡蛋 110 克, 牡蛎肉 100 克

调料 盐、鸡粉各 2 克, 料酒 5 毫升, 水淀粉、
食用油各适量

做法

1. 将洗净的韭菜切成末; 鸡蛋打入碗中, 搅散拌均匀, 制成蛋液。

2. 沸水锅中倒入牡蛎肉, 淋入料酒, 煮约 1 分钟, 捞出牡蛎肉, 沥干水分。

3. 往蛋液中倒入牡蛎肉, 加入盐、鸡粉、韭菜末、水淀粉, 拌均匀, 制成蛋糊。

4. 用油起锅, 倒入部分蛋糊, 翻炒至断生后盛出, 放入余下的蛋糊中, 混合均匀, 制成蛋饼生坯。

5. 锅底留油烧热, 倒入蛋饼生坯, 摊开, 用小火煎至两面熟透, 关火后盛出鸡蛋饼, 分成小块, 摆在盘中即成。

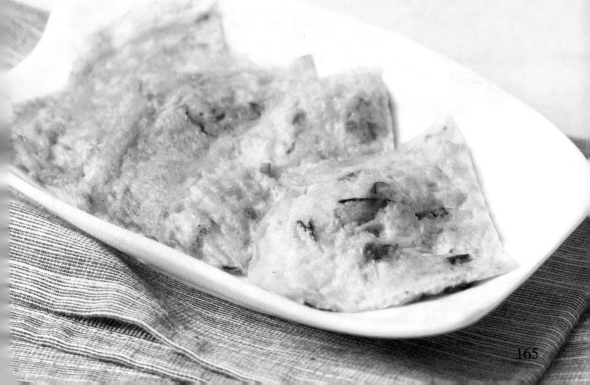

白萝卜牡蛎汤

热量	734.3kJ
脂肪	15.9mg

功效

开胃消食
促进新陈代谢

材料 白萝卜丝 30 克，牡蛎肉 40 克，姜丝、
葱花各少许

调料 料酒 10 毫升，盐 2 克，鸡粉 2 克，芝麻油、
胡椒粉、食用油各适量

做法

1. 锅中注入适量的清水烧开，倒入白萝卜丝、姜丝，放入牡蛎肉，搅拌均匀。

2. 淋入少许的食用油、料酒，搅匀。

3. 盖上锅盖，焖煮 5 分钟至食材煮透。

4. 揭开锅盖，淋入芝麻油，加入胡椒粉、鸡粉、盐，拌匀入味，盛出装碗，撒上葱花即可。

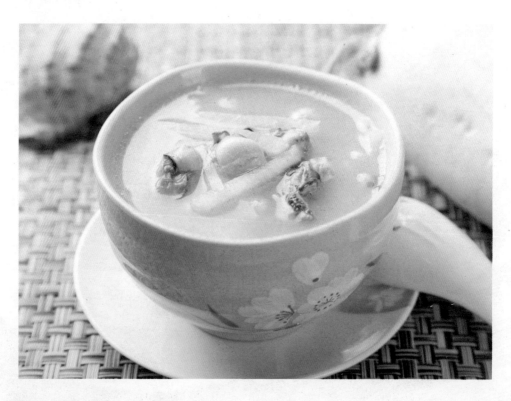

烤牡蛎

 材料 净牡蛎 400 克，蒜末、葱花各少许

调料 盐 2 克，鸡粉、白胡椒粉各少许，食用油适量

热量	1927.2ᴋᴊ
脂肪	23.5ᴍɢ

功效

益胃生津
强化血管

做法

1. 用油起锅，撒上蒜末，爆香，倒入葱花，炒匀，加入盐、鸡粉、白胡椒粉，炒匀，制成味汁。

2. 把备好的牡蛎装在烤盘中，推入预热好的烤箱中，关好箱门，调上火温度为 220℃，选择"双管发热"功能，再调下火温度为 220℃，烤约 15 分钟，至食材断生。

3. 打开箱门，取出烤盘，浇入调好的味汁，再次推入烤箱中，关好箱门，烤约 10 分钟，至食材入味。

4. 断电后打开箱门，取出烤盘，稍微冷却后将菜肴装在盘中，摆好盘即成。

扫描二维码
视频同步做美食

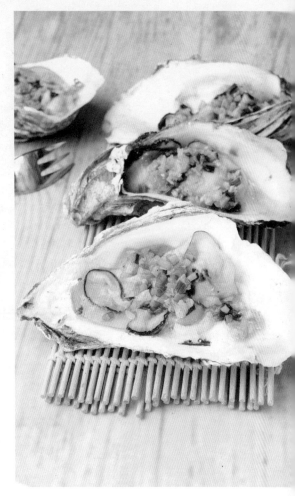

27

章鱼 蛋白质、矿物质含量十分丰富

食物成分表

热量	564.8 千焦	脂肪	0.4 克
维生素 B_1	0.04 毫克	烟酸	5.4 毫克
钙	21 毫克	碳水化合物	14 克
蛋白质	18.9 克	维生素 E	1.34 毫克
维生素 B_2	0.06 毫克	锌	0.68 毫克
镁	50 毫克	胡萝卜素	1.3 微克

促进有害物质排出

　　章鱼的特点是低脂、低热量，对于十分重视健康的人来说是一个不错的选择。章鱼含有丰富的维生素和矿物质，如钾、磷、锌、镁等。其高钾含量能够促进身体排出多余的钠，可能对血压调节有益。

　　章鱼还富含牛磺酸，研究表明其可能有助于调节血脂、血压，并支持肝脏健康。此外，章鱼中的锌有助于免疫功能和抗氧化，并参与维生素 A 的代谢。

章鱼炒西蓝花

材料 西蓝花 160 克，章鱼 140 克，大蒜 1 个，朝天椒 3 个，香叶 1 片

调料 椰子油 4 毫升，白胡椒粉 3 克，盐适量

热量	1182kJ
脂肪	5.6mg

功效

降血压

降血脂

防癌抗癌

做法

1. 洗净的西蓝花切去梗部，切成小朵；处理好的章鱼切成小段；大蒜切片；洗净的朝天椒去掉柄部，切圈。

2. 沸水锅中，倒入切好的西蓝花，焯煮片刻至断生，捞出西蓝花。继续往沸水锅中倒入章鱼段，余煮至熟，捞出放入碗中。

3. 另起锅注入适量的椰子油，倒入大蒜片，炒香，倒入朝天椒圈、香叶，炒香，倒入西蓝花、章鱼段炒香。

4. 加入盐、白胡椒粉，炒匀入味，盛入盘中即可。

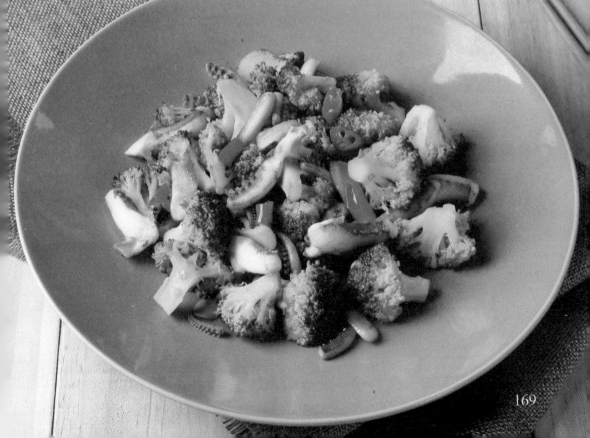

莲藕章鱼花生鸡爪汤

热量	7562.6ᴋᴊ
脂肪	89.7ᴍɢ

功效
增强免疫力
软化血管

 材料 章鱼干 80 克，鸡爪 250 克，莲藕 200 克，水发眉豆 100 克，排骨块 150 克，花生 50 克

 调料 盐 2 克

做法

1. 洗净的莲藕切块；洗好的章鱼干切块。
2. 锅中注水烧开，分别倒入排骨块、鸡爪，焯煮片刻，捞出，沥干水分。
3. 砂锅中注入适量清水，倒入鸡爪、莲藕块、章鱼干块、排骨块、眉豆、花生，拌均匀。
4. 加盖，大火煮开转小火煮 30 分钟至食材熟透。
5. 揭盖，加入盐，拌均匀入味，关火后盛出，装入碗中即可。

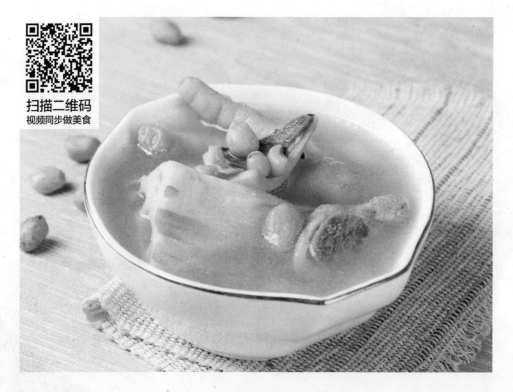

扫描二维码
视频同步做美食

梅肉沙司拌章鱼秋葵

热量	1415.9kJ
脂肪	6mg

功效
防癌抗癌
预防脑血栓
预防动脉硬化

 材料 ▶ 章鱼 120 克，秋葵 4 个，梅干 3 个，豆苗 140 克，朝天椒圈 4 克，木鱼花适量，高汤 20 毫升，凉开水 10 毫升

调料 ▶ 椰子油 3 毫升

做法 ▶

1. 洗净的豆苗切小段，洗好去柄去尾的秋葵切片。

2. 洗净的章鱼将头部和须分离，章鱼须切小段，划开章鱼头，取出杂质，洗净后切条。

3. 锅中注水烧开，放入切好的章鱼，汆烫 1 分钟，捞出，放入凉开水中降温，捞出。

4. 取大碗，倒入椰子油、凉开水、高汤，加入木鱼花、梅干，拌均匀，倒入章鱼、秋葵片，拌均匀。

5. 将切好的豆苗铺在盘底，倒入拌均匀的食材，放上朝天椒圈即可。

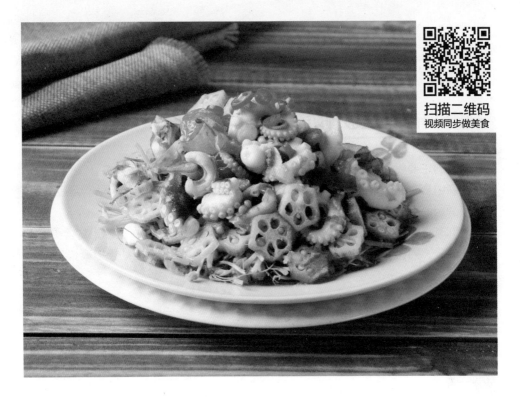

扫描二维码
视频同步做美食

28

芝麻　个头虽小营养价值高

食物成分表

热量	2280.3 千焦	钾	527 毫克
水分	6.4 克	铁	24.5 毫克
蛋白质	18.1 克	钠	4.0 毫克
脂质	47.2 克	维生素 B_1	10.84 毫克
碳水化合物	21.6 克	维生素 B_2	20.25 毫克
磷	531 毫克	维生素 C	1.2 毫克

不饱和脂肪酸能够预防动脉硬化

芝麻的主要成分为脂肪和蛋白质。

芝麻中含有芝麻素、芝麻酚等抗氧化物质，以及维生素 E，可能有助于延缓衰老，并对降低胆固醇、预防动脉硬化具有一定研究价值。

芝麻有黑芝麻、白芝麻、黄芝麻等种类，其中黑芝麻相比白芝麻，富含更多的抗氧化成分，如花青素，并含有较多的 B 族维生素和矿物质，有助于健康。

芝麻辣味炒排骨

热量	5311.2$_{kJ}$
脂肪	93.5$_{mg}$

功效

增强免疫力
降低胆固醇
预防动脉硬化

 材料 猪排骨 500 克，白芝麻 8 克，干辣椒、葱花、蒜末各少许

调料 生粉 20 克，豆瓣酱 15 克，盐 3 克，鸡粉 3 克，料酒 15 毫升，辣椒油 4 毫升，食用油适量

做法

1. 将洗净的猪排骨装入碗中，放入少许盐、鸡粉，淋入料酒，放入豆瓣酱、生粉，抓匀。

2. 热锅注油，烧至五成热，倒入猪排骨，搅散，炸至金黄色，捞出炸好的猪排骨，沥干油，备用。

3. 锅底留油，倒入蒜末、干辣椒，翻炒出香味，放入猪排骨，淋入料酒、辣椒油，炒匀调味。

4. 撒入葱花，快速翻炒均匀，放入备好的白芝麻，快速翻炒片刻，炒出香味，盛出即可。

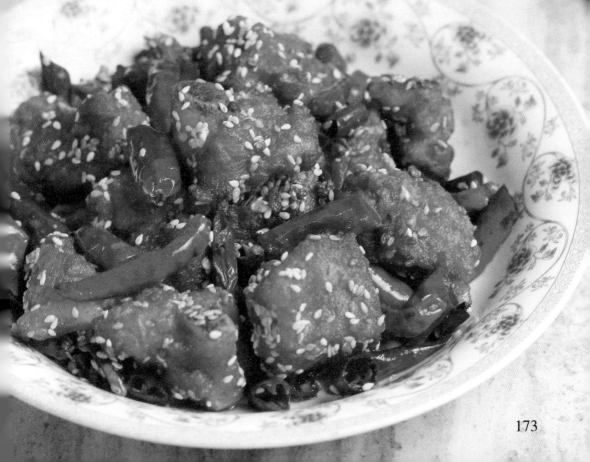

29

大蒜 抗血栓

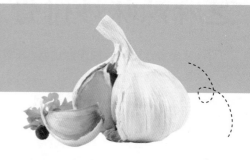

食物成分表

热量	484.5 千焦	铁	1.0 毫克
蛋白质	7.0 克	钠	17.6 毫克
脂质	0.1 克	维生素 A	5.0 毫克
碳水化合物	22.1 克	维生素 B_2	20.07 毫克
磷	138 毫克	维生素 C	10 毫克
钾	530 毫克	食物纤维总量	0.8 克

预防动脉硬化，抗血栓

　　大蒜素具有一定的抗菌、抗真菌作用，大蒜没有切开时基本不会散发什么味道，但是被切开或者被研磨后就会有强烈刺鼻的味道，这是因为大蒜切开后，其中的大蒜氨酸在大蒜酶的作用下转化成了具有强烈气味的大蒜素。

　　大蒜素可与维生素B1结合形成蒜硫胺素，提高其吸收利用率。大蒜素具有一定的抗氧化作用，可能有助于预防动脉硬化。

　　大蒜最好和富含维生素E和维生素B_2的食物一起吃。

蒜蓉西蓝花

材料 西蓝花 250 克，胡萝卜 30 克，蒜末少许

调料 盐 3 克，鸡粉 2 克，蚝油、水淀粉、食用油各适量

热量	799.1kJ
脂肪	11.6mg

功效

防癌抗癌
促进消化
预防流感

做法

1. 洗净的西蓝花切成小朵；洗净去皮的胡萝卜打上花刀，切蝴蝶片。
2. 锅中注水烧开，淋入适量食用油，加入盐，放入西蓝花、胡萝卜片焯至断生，捞出。
3. 另起锅，注油烧热，倒入蒜末爆香，放入西蓝花、胡萝卜片炒匀，加入盐、鸡粉、蚝油炒匀调味，淋入适量水淀粉勾芡。
4. 将炒好的菜肴盛入盘中，摆好即可。

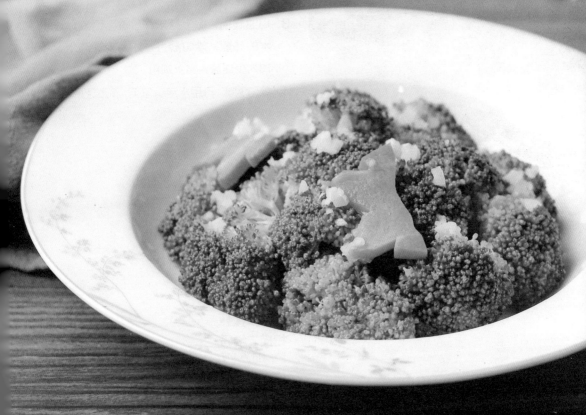

蒜蓉炒芥蓝

材料 芥蓝 150 克，蒜末少许

调料 盐 3 克，鸡粉少许，水淀粉、芝麻油、食用油各适量

热量	761.9kJ
脂肪	15.6mg

功效

促进消化
软化血管
降低胆固醇

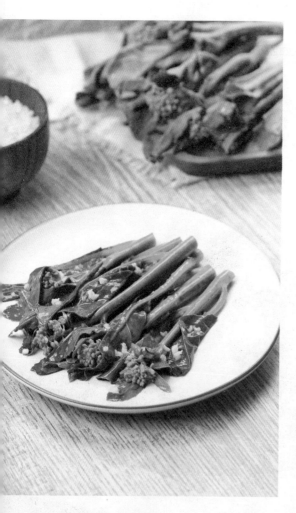

做法

1. 将洗净的芥蓝切除根部。
2. 锅中注水烧开，加入少许盐、食用油，略煮，倒入切好的芥蓝，搅散，焯煮约 1 分钟，捞出，沥干水分。
3. 用油起锅，撒上蒜末，爆香，倒入焯过水的芥蓝，炒匀炒香，注入少许清水，加入少许盐，撒上鸡粉。
4. 炒匀调味，再用水淀粉勾芡，滴上芝麻油，炒匀炒透即可。

扫描二维码
视频同步做美食

蒜香口蘑

热量	807.5kJ
脂肪	15.4mg
功效	

降血压
增强免疫力
预防便秘

 材料 口蘑 80 克，蒜末 50 克，欧芹碎适量

调料 盐 2 克，橄榄油 15 毫升

做法

1. 口蘑洗净后把柄去掉；洗净的欧芹切碎。
2. 锅中注入橄榄油烧热，倒入蒜末炒香，盛出。
3. 把口蘑朝下放入锅中，煎片刻至稍微变色，再将口蘑翻转。
4. 将少许蒜末放入口蘑中，小火煎至汁水溢满口蘑内部。
5. 撒上少许盐，放入欧芹碎，装入盘中摆好即可。

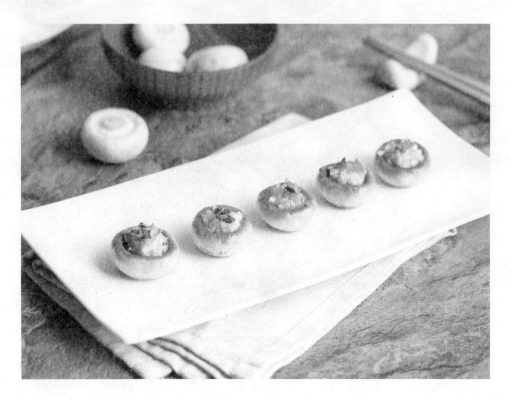

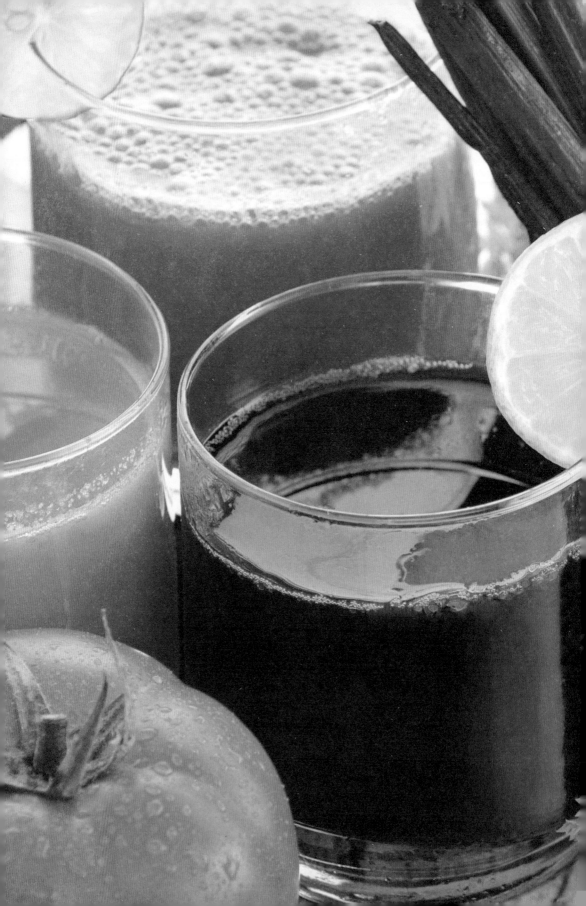

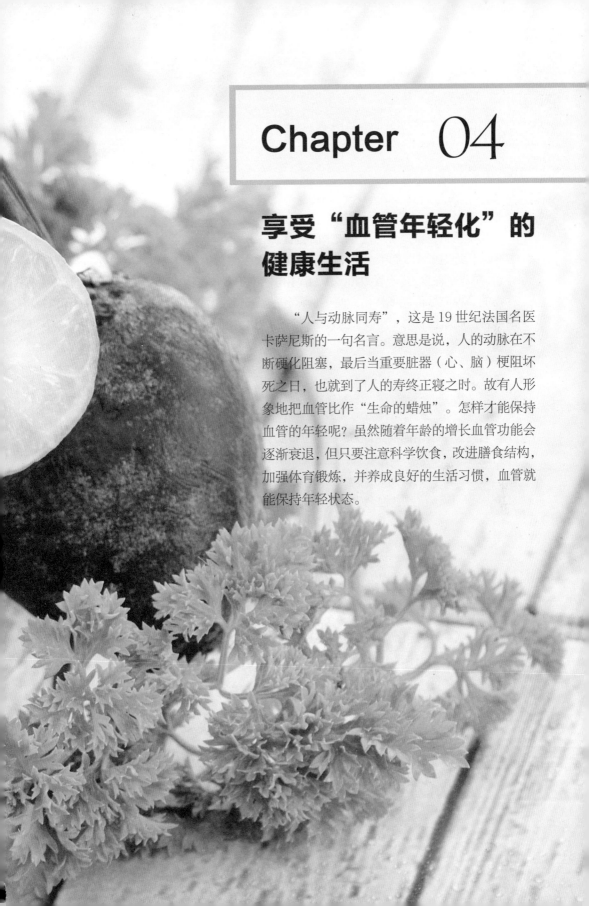

Chapter 04

享受"血管年轻化"的健康生活

"人与动脉同寿",这是 19 世纪法国名医卡萨尼斯的一句名言。意思是说,人的动脉在不断硬化阻塞,最后当重要脏器(心、脑)梗阻坏死之日,也就到了人的寿终正寝之时。故有人形象地把血管比作"生命的蜡烛"。怎样才能保持血管的年轻呢?虽然随着年龄的增长血管功能会逐渐衰退,但只要注意科学饮食,改进膳食结构,加强体育锻炼,并养成良好的生活习惯,血管就能保持年轻状态。

令血液循环通畅的均衡膳食

均衡膳食也就是合理营养或平衡膳食。

人们通过长期实践认识到，没有任何一种天然食物能包含人体所需要的各类营养素，单靠一种食物，不管数量多少，都不可能维护人体健康。因此，要保证合理营养，食物的品种应尽可能多样化，使热量和各种营养素数量充足，比例恰当，过度和不足都将造成不良后果。所以，饮食必须有节，讲究营养科学。

食物金字塔

食物金字塔由四层组成。底层是由谷类食物(如米饭、面包、馒头、面条等)组成，我们每天应该吃得最多；第二层是蔬菜和水果，每天要吃得多一些；第三层由肉、蛋、奶、家禽、鱼、豆腐构成，每天应吃得适量；第四层是油和糖，我们每天应吃的量最少。我们应该按照食物金字塔的比例来选择食物，要保证品种多样化和均衡膳食。

膳食指南

（1）饮食多样化，吃些粗杂粮。

（2）饮食规律，不暴饮暴食，多吃些豆类和坚果类食物。

（3）多吃新鲜蔬菜和水果。

（4）限制脂肪含量高的食物摄入。

（5）每周最好能吃2～3次鱼或鸡肉。

（6）每日最多食用一个鸡蛋。

（7）控制食盐和含盐(钠)食物摄入。

（8）适当增加奶制品摄入。

（9）适度饮酒，控制体重。

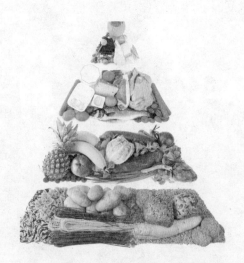

每人都要安排一日三餐，每餐的热量分配以早餐占全日总热量的 30%、午餐占 40%、晚餐占 30% 较合适。

杜绝不良饮食习惯

高盐食物：吃盐过多是所有心血管病患者的大忌。过多摄入盐可引起机体水钠潴留，加重心脏负担，诱发心功能不全；也可引起小血管收缩，加重高血压。所以，心血管病患者要忌食咸菜、腌鱼等高盐食品，注意将每日摄入的盐量控制在5克以下。

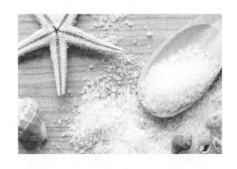

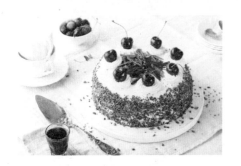

高糖食物：食糖过多，不能完全被机体利用的部分便会转化为脂肪。这对心脑血管病患者非常不利，易加重高脂血症、动脉硬化等心脑血管疾病。

高脂食物：高脂食物也不能随便吃，患有心脑血管疾病的病人，必须限制高脂肪、高胆固醇食物的摄入量，尤其是动物脂肪、内脏及蛋黄等更不宜食用，否则会削弱调节血脂药物的作用而加重病情。

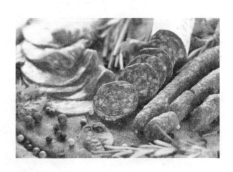

运动促进血液循环

　　血液循环是指血液在心脏和遍布全身的血管中循环不息地流动。心脏不断收缩和舒张，是血液流动的动力，血管是血液流动的管道。血液主要起运载各种物质的作用。

　　人体运动所需要的氧量，随运动强度的增加而增加。人体在运动时，通过神经调节和体液调节，一方面扩张肌肉内的血管，一方面加强心脏的活动，使心脏在单位时间内射出更多的血液，从而使更多的血液更快地流到运动着的肌肉中，使肌肉得到充分的氧。

　　运动训练对循环机能的影响，其中一个是引起心脏运动性肥大。对运动员心脏面积的研究结果显示，自行车运动员心脏最大，其次是长距离滑雪、现代五项，再次是举重、体操运动员。这都说明主要是耐力项目对加强心脏功能有显著影响。

　　由此可知，体育活动可以提高心肌的机能和工作能力，还可使冠状动脉扩张，改善心脏营养，降低血液中的胆固醇含量，从而防止动脉粥样硬化，并可使血压保持正常水平。

　　不爱动的人，血管里则是另一番景象：血液流动缓慢，坏胆固醇和坏脂肪就像泥沙一般，沉积在血管壁上，形成厚厚的粥样硬化斑块，久而久之就会引起多种疾病。

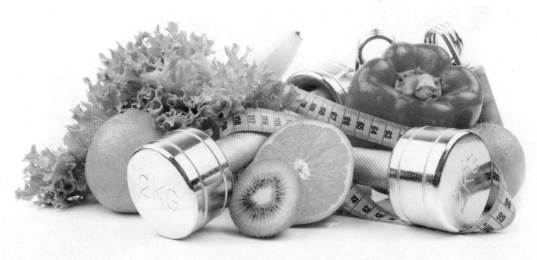

时刻备好预防战——远离心脑血管疾病

预防心脑血管疾病的秘诀在于"合理膳食、适量运动、戒烟限酒、少吃食盐和心理平衡"等，做到这些，相信心脑血管疾病就会远离你。

心脑血管疾病的早期预防

①生活规律：张弛有度，劳逸结合，保障充足的睡眠及休息时间，懂得生活，学会放松，切忌年轻时用身体换名利，老来再拿钱买健康。

②冬夏做好心脑血管疾病的预防：冬季天气寒冷，是心脑血管疾病易发季节，应当注意保暖；夏季燥热，气压低，湿度大，切忌受风，勿要贪凉，冷食当适度。

③心理健康：学会自控，精神饱满，情绪乐观、稳定，不为生活不快而左右。切忌思想情绪大起大落，情绪激动是心脑血管疾病的大忌。

④健康饮食：注意食物的多样性、均衡性，多吃五谷杂粮，多吃新鲜蔬菜水果，多吃三黑（木耳、黑豆、黑米），多吃醋，多凉拌，有条件的多吃野菜，少吃油炸食品，少吃猪牛羊肉，少吃动物类油脂，少吃动物内脏和海鲜。

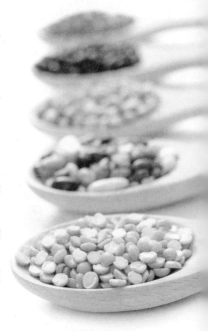

心脑血管疾病的一级、二级、三级预防

一级预防是发病前的预防，以无病防病促进健康为主。合理膳食，调整饮食总量和结构，以总量控制为主。少食腌制食品，多食水果蔬菜；保持良好乐观的情绪；积极治疗与本病有关的疾病，如高血脂、糖尿病等；坚持运动，循序渐进、量力而行、持之以恒、因地制宜；管住你的嘴，迈开你的腿，少坐电梯，多爬楼梯，戒烟少酒，劳逸结合。

二级预防是发病期的预防，针对已患心脑血管疾病的人，强调三早——早发现、早诊断、早治疗。在一级预防的基础上，做好坚持长期合理用药，积极防治高血压、高血脂、高血糖、肥胖等相关危险因素，定期检测血压、血脂及血糖。

三级预防是在发病后的后期预防，指借助各种医疗治疗方法，促使患者早日康复，减少疾病所带来的不良后果，最大限度地提高生活质量。重视并发症患者的康复治疗，预防并发症的复发及加重。

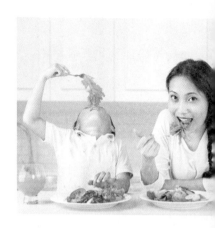

帮助预防心脑血管疾病的运动

除了养成良好的生活习惯，专家指出，适当运动能有效地预防心脑血管疾病的发生，因为运动可以改善身体血液循环，增强血管的弹性。以下简单介绍几种轻运动：

①勤动脚：柔软而有弹性的脚踝有助于经脉血回心，所以没事就多动动脚。

②张闭嘴：闲暇时，经常做"张闭嘴"运动，最大限度地将嘴巴张开，同时伴随着深吸一口气，闭口时将气呼出，可改善脑部的血液循环，增强脑血管弹性，有利于预防中风及老年痴呆的发生。

③大步快走：适用于各年龄阶段的人群，行走时，双臂摆起来，然后迈开步伐，昂头挺胸，这样全身的肌肉都紧张起来，不但能有效锻炼心肺功能，还有助于增强身体的协调能力和肌肉力量。

④打太极：太极拳动作疏松自然，动中有静，对高血压、冠心病患者更为合适。

⑤游泳：体力较好、原来会游泳、有条件的、能长期坚持者，进行游泳锻炼，能有效预防冠心病的发生。